SALUD ES RIQUEZA

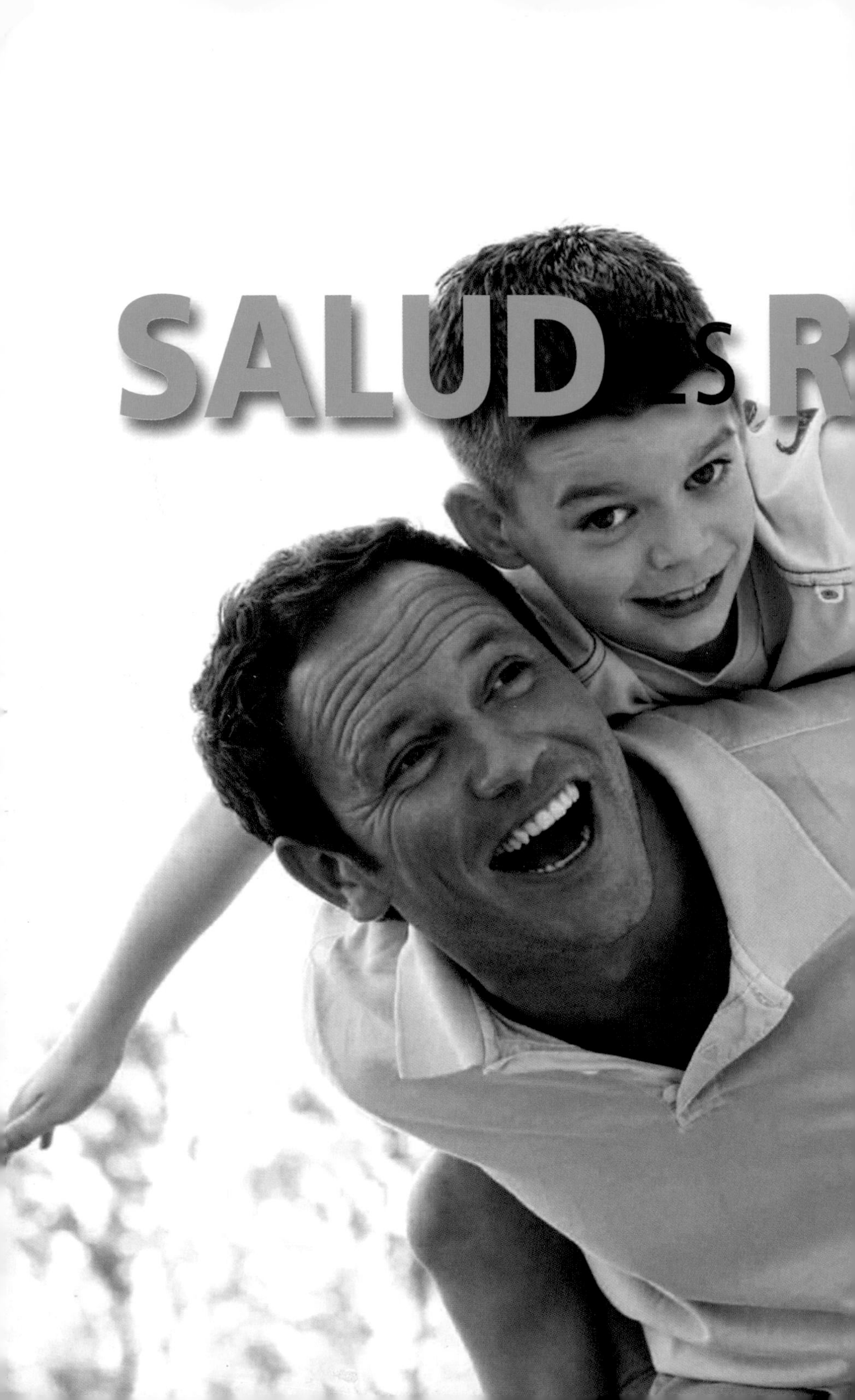
SALUD

QUEZA

Diez nutrientes energéticos que pueden hacerle ahorrar dinero y aumentar sus probabilidades de vivir hasta los 100 años

Por
Louis Ignarro, Ph.D.
(ganador del Premio Nobel en Medicina en 1998 y autor de *NO More Heart Disease*)
y
Andrew Myers, N.D.
(autor de *Simple Health Value*)

Salud es riqueza

Diez nutrientes energéticos que pueden hacerle ahorrar dinero y aumentar sus probabilidades de vivir hasta los 100 años

por Louis Ignarro, Ph.D., y Andrew Myers, N.D.

Publicado por Health Value Publications

Diseño de cubierta de Cari Campbell Fuel3 Advertising
Diseño interior de Nick Zelinger NZ Graphics

Número internacional normalizado para libros (ISBN) 13: 978-0-9790229-2-0

Impreso en los Estados Unidos de América

Primera edición

Para obtener más información, visite el sitio web healthiswealth.net.

Del Dr. Louis Ignarro:

Dedico este libro a todos aquellos que aspiran a estar saludables,
a quienes me han inspirado y a aquellos a quienes puedo inspirar.
Su estilo de vida saludable representa mi éxito.

Del Dr. Andrew Myers:

Para Drew y Elke
mamá y papá
y
Shannon
y
Amy
por todo su amor y apoyo.

Índice

"El médico del futuro no recetará medicamentos, sino que hará que sus pacientes se interesen en el cuidado de la estructura humana, en una dieta adecuada y en la causay la prevención de enfermedades".

– Thomas Edison

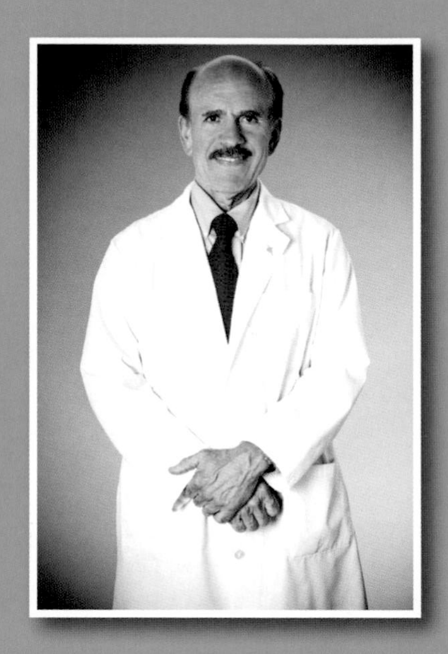

Introducción

LE HAN LAVADO EL CEREBRO. Nosotros le diremos la verdad.

Al igual que a todos nosotros, durante su crianza le han hecho creer en una serie de ideas sobre la salud y la enfermedad,—una mitología médica—que nuestro más amplio conocimiento científico nos demuestra que, simplemente, no es cierta. Estas ideas han modelado la manera en que vivimos, en que nos mantenemos saludables, en que brindamos atención médica y en que morimos.

Pero, como lo demostraremos, estas ideas no sólo están mal encaminadas, sino que también son fundamentalmente falsas y perjudiciales para su salud, sus finanzas y su calidad de vida. Conocer la verdad puede mejorar drásticamente su bienestar ahora—y por décadas de ahora en adelante—y también podría sumarle décadas para seguir disfrutando.

Los mitos médicos son los siguientes:

1. Es inevitable contraer enfermedades a medida que el cuerpo humano envejece, y todos inexorablemente avanzaremos de un estado de salud y vitalidad a uno de enfermedad y decrepitud.
2. La enfermedad constituye un estado diferente de la condición de buena salud.
3. Una vez contraída una enfermedad, uno es un ser esencialmente diferente.
4. Una vez que la enfermedad toma el control, es sólo cuestión de tiempo hasta que "nos atrapa".
5. Es irreversible la progresión (¿o es una *regresión*?) hacia una enfermedad y una discapacidad cada vez más graves.

¿Se da cuenta de que está aceptando, a veces sin siquiera pensarlo, que esas ideas son ciertas? Si es así, no es el único. La fallecida periodista, Lynn Payer, autora del libro *Disease Mongers: How Doctors, Drug Companies, and Insurers are MakingYou Feel Sick* (Traficantes de enfermedades: cómomédicos, compañías farmacéuticas y aseguradoras le hacen sentir enfermo), escribió que algunos médicos, compañías farmacéuticas, grupos de defensa del paciente y los medios de comunicación confluyen para generar miedo (y por ende un deseo de someterse a tratamiento) sobre seudoenfermedades como los síndromes de "piernas inquietas" y "fatiga crónica". La cultura y las comunicaciones influencian lo que pensamos sobre nuestro cuerpo y nuestra salud tanto como los datos médicos.

¿Cómo funciona para nosotros este enfoque "centrado en la enfermedad"? No es una novedad que el mundo desarrollado está atravesando una crisis de atención médica. Las familias inexorablemente quedan en bancarrota debido al vertiginoso aumento en los costos de la atención médica de afecciones que su seguro no cubre. Las personas se debilitan a causa de afecciones que son casi totalmente prevenibles: enfermedad cardiovascular, accidente cerebrovascular y diabetes, entre otras. Lo que estos procesos de enfermedad tienen en común es que son exacerbados, y en algunos casos causados, por hábitos típicos del estilo de vida occidental: no hacer suficiente actividad física, soportar estrés psicológico crónico, comer alimentos con alto contenido de grasas o poco nutritivos, beber alcohol y adoptar conductas poco saludables como fumar. Estos hábitos casi siempre conducen al desarrollo de obesidad, enfermedad cardiovascular, ataque cardíaco, accidente cerebrovascular, cáncer o depresión: las afecciones que matan al 70% de la población. Miles de estudios y ensayos de investigación clínica nos han demostrado de manera terminante que el 70% de las enfermedades mortales se producen a raíz de ciertas elecciones de estilo de vida. Como dijo alguien una vez: "Hemos encontrado al enemigo, y somos nosotros".

¿Por qué este conocimiento no nos impulsó a mejorar nuestra salud? No lo hizo porque nos bombardearon con propaganda que contaminó nuestros conocimientos nuevos; propaganda promocionada por el grupo de un complejo médico-industrial de $2,4 billones, justo cuando comenzábamos a comprender el origen de las enfermedades. Este grupo apoya la prevención de enfermedades sólo de palabra: su verdadero mensaje es que no debemos asumir responsabilidad alguna sobre nuestra propia salud. En lugar de ello, se supone que debemos depender del próximo medicamento exitoso para curar todas nuestras dolencias. Es un mensaje desalentador. La atención médica se ha degenerado hasta llegar a una situación en la que esperamos enfermarnos y luego tenemos la esperanza de que un médico sea capaz de aliviar los síntomas sin siquiera haber descubierto o diagnosticado los problemas subyacentes.

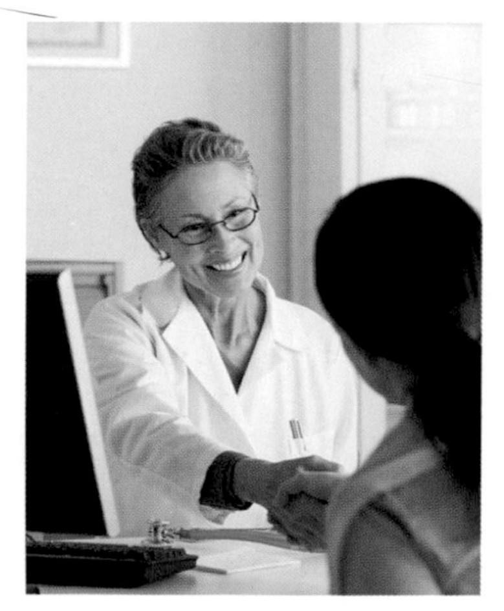

Pero la atención médica puede, y debería, ser mucho más: una colaboración entre pacientes informados y médicos que estén abiertos a todos los aspectos de la medicina convencional y complementaria. La realidad es que *cada uno de nosotros somos nuestro mejor médico personal.*

Una nueva forma de percibir la salud

La misión de *Salud es riqueza* no es criticar la medicina convencional. Los expertos en medicina natural y complementaria coinciden en que cuando nos enfrentamos a un problema agudo, ya sea un dolor en el pecho o un accidente automovilístico, el mejor lugar al cual recurrir es un hospital totalmente equipado a nivel tecnológico, en la zona oeste. Pero cuando se trata de la prevención de enfermedades y de la potenciación de la armonía subyacente del cuerpo humano, la atención médica convencional deja mucho que desear. Tiende a concentrarse en el tratamiento de los síntomas después de que la persona se enferma. Se tiende a ridiculizar cualquier énfasis en nutrición, suplementos de minerales y vitaminas, ejercicio, meditación o acupuntura como "curandería", a pesar de los beneficios comprobados de cada uno de estos enfoques terapéuticos. "Atención de la enfermedad" sería, de hecho, una expresión más precisa para denominar el enfoque utilizado por el sistema actual.

Nuestra misión es transformar para siempre la manera en que piensa sobre la enfermedad y la salud. Al modificar su perspectiva, cambiará sus elecciones, y las mejores elecciones conducirán a una impresionante optimización de su bienestar, energía y longevidad. ¿Qué pensaría si le contáramos que puede evitar enfermarse simplemente mediante la estimulación del funcionamiento óptimo de su cuerpo? ¿Cómo reaccionaría si redefiniéramos el concepto de enfermedad? ¿Qué sucedería si le contáramos que una enfermedad no es el punto final inevitable de nuestras vidas, sino que, si se lo mantiene adecuadamente, el cuerpo continúa funcionando de manera óptima, incluso a una edad avanzada? ¿Nos creería? ¿Seguiría leyendo?

Es verdad. En estas páginas, le presentaremos una redefinición fundamental de dos conceptos: enfermedad y salud. A continuación se enumeran los principios fundamentales en los que se basa *Salud es riqueza*:

1. *Enfermedad* es sólo una palabra que la medicina convencional ha creado para describir procesos complejos que se desarrollan durante un largo período en vez de escasos días o semanas.
2. Una enfermedad no es una condición estática, sino un proceso reversible y prevenible.
3. Una enfermedad es, de hecho, un conjunto de síntomas, los cuales describiremos en detalle, que su cuerpo exhibe para hacerle notar que presenta una deficiencia de ciertos nutrientes clave.
4. La vitalidad es el estado natural del organismo humano y puede persistir por mucho tiempo hasta la vejez.

Analicemos la palabra *enfermedad*. Proviene del latín *in* + *firmus*: no firme. Su presencia indica que el cuerpo no está experimentando la "firmeza" y el confort esperados, sino que muestra deficiencias en su nivel óptimo de bienestar. Cuando examinamos el concepto de enfermedad, teniendo en cuenta su verdadera definición, podemos demostrar que lo que a menudo imaginamos como un proceso orgánico y poco natural que nos devora por dentro —un funcionamiento incorrecto de nuestra

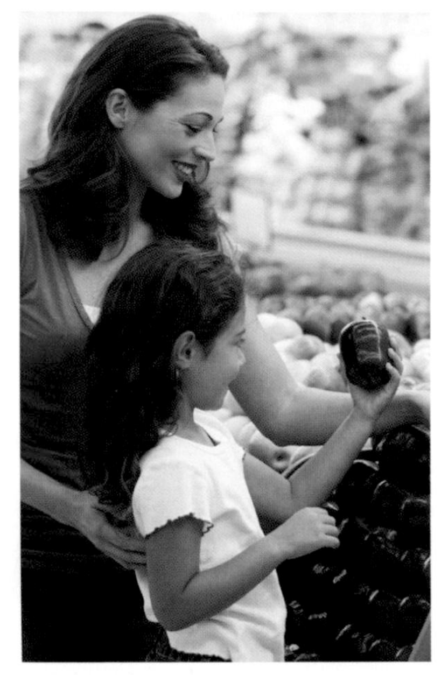

máquina biológica— es, en realidad, un proceso producto de la *deficiencia.*

En lugar de hablar de enfermedades, deberíamos hablar de deficiencias que causan *disfunciones.* Decimos esto porque todo cuerpo humano necesita un cierto nivel de elementos clave—vitaminas, minerales, aminoácidos, lípidos, antioxidantes, etc.— para funcionar de manera óptima. Este nivel es único en cada persona, razón por la cual la atención médica debería ser personalizada, en vez de ser administrada de manera estándar sobre la base de un conjunto de síntomas, sin tener en cuenta a la persona. Lo que llamamos *enfermedad* es, en realidad, un estado de *disfunción* que se produce cuando se desarrolla una deficiencia de estos elementos fundamentales, a lo largo del tiempo, en un cierto tipo de tejido. Por ejemplo, cuando le niega al músculo cardiaco la coenzima Q10 a lo largo de 40 años, se origina una enfermedad cardiovascular. La enfermedad cardiovascular no atacó de manera repentina; se desarrollaba lentamente a medida que la deficiencia de la enzima provocaba la degeneración del músculo cardiaco.

Lo positivo es que lo único que se necesita para revertir este proceso —"curar" la enfermedad— es brindar al cuerpo la cantidad suficiente de elementos necesarios para recuperar la función saludable. Mientras mayor sea el daño, más tiempo les llevará a los niveles adecuados de nutrientes clave —denominados "nutrientes energéticos"— recuperar la salud óptima, pero lo lograrán. Esto constituye la atención médica holística, integral y de perspectiva amplia, en su mayor expresión: tratar la disfunción subyacente, en lugar de recetar una píldora que sólo trate los síntomas.

El vínculo entre salud y finanzas

Si saber es poder, siéntase sobrehumano. Esto es un regreso al fortalecimiento y un sentido de control sobre cómo se siente, cómo se ve, cómo envejece e incluso cuánto tiempo vive. Es la antítesis del sistema "simplemente tome una píldora". Cuando se olvida de la palabra *enfermedad* y se concentra en corregir la deficiencia, el poder sobre su salud fluye de nuevo a sus manos. Imagine un mundo basado en los principios de la *medicina funcional*, en donde la administración de la atención médica sea personalizada según cada paciente, el médico y el paciente trabajen juntos como equipo y el punto crucial del tratamiento médico sea la prevención de la disfunción mediante la recuperación y el mantenimiento del equilibrio óptimo de todos los sistemas del cuerpo.

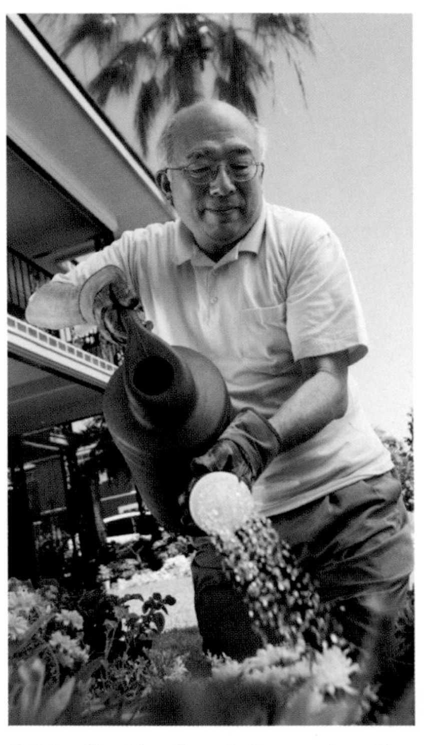

En este mundo, en lugar de ir a toda velocidad de un problema de salud grave a otro a medida que envejecemos, podemos hacernos cargo de nuestro bienestar y aumentar drásticamente nuestras probabilidades de no enfermarnos, en primer lugar. Por supuesto, esto no significa que encontrará una "fuente de juventud de la Nueva Era"; aún así envejecerá, sufrirá algunos problemas físicos y morirá algún día, al igual que todos nosotros. Pero puede demorar el comienzo de la discapacidad por décadas y aún estar activo y sano cuando tenga ochenta o noventa o, incluso, más, si se replantea qué significa el término *enfermedad* y opta por fortalecerse. En otras palabras, es posible un mundo diferente, un mundo donde nuestra salud, a medida que la vida progrese, esté mucho más bajo nuestro propio control.

Pero cambios como éstos sólo sucederán si cambia la orientación de sus ideas sobre el concepto de enfermedad, y eso sólo puede ocurrir si comprende las conexiones entre salud y finanzas. Este libro se llama *Salud es riqueza* por dos motivos. En primer lugar, mantener una salud óptima es una de las mejores maneras de proteger su bienestar financiero e incrementar su riqueza con el tiempo. En segundo lugar, los conceptos tras una inversión financiera exitosa son una analogía perfecta con nuestras ideas acerca de la enfermedad y la salud. Más adelante, trataremos este tema en mayor detalle, pero, básicamente, debería aplicar los mismos principios que utiliza para generar su riqueza durante sus treinta o cuarenta años de trabajo al mantenimiento del estado de salud óptimo del cuerpo.

La salud es como una cuenta de inversión. Cuando está en perfecto estado de vitalidad y consume todos los nutrientes energéticos, sus tejidos deben funcionar mejor que nunca, y el saldo de su "cuenta de salud" está al 100%, como debería ser. Pero cuando sufre una deficiencia de nutrientes clave, es como si estuviese retirando dinero de su cuenta. Al principio, hay mucho dinero en la cuenta, así que las pequeñas extracciones no influyen demasiado. Pero, con el tiempo, su saldo comienza a disminuir; finalmente, no puede pagar sus cuentas. Comienza a tener un "déficit de vitalidad" y su cuerpo lo refleja al desarrollar los problemas que diagnosticamos como enfermedad. Puede recuperar la salud sólo si deposita "dinero" en su cuenta — únicamente si recupera el equilibrio de nutrientes vitales.

Esta increíble similitud entre la salud y las finanzas conduce a dos nuevos términos que, para nosotros, reemplazan los términos desactualizados y vagos de "enfermedad" y "salud":

> **BioDebt:** el estado de deficiencia nutricional que vacía su cuenta de bienestar.
> **BioWealth:** el estado de abundancia nutricional que conduce a una función óptima.

En breve, ahondaremos mucho más en ambos conceptos y en la conexión entre **BioWealth** y riqueza financiera. Pero para comenzar el análisis, sostenemos que ya es hora de que empecemos a aplicar las mismas disciplinas que empleamos para generar una cartera de jubilación opulenta a fin de fomentar el máximo bienestar.

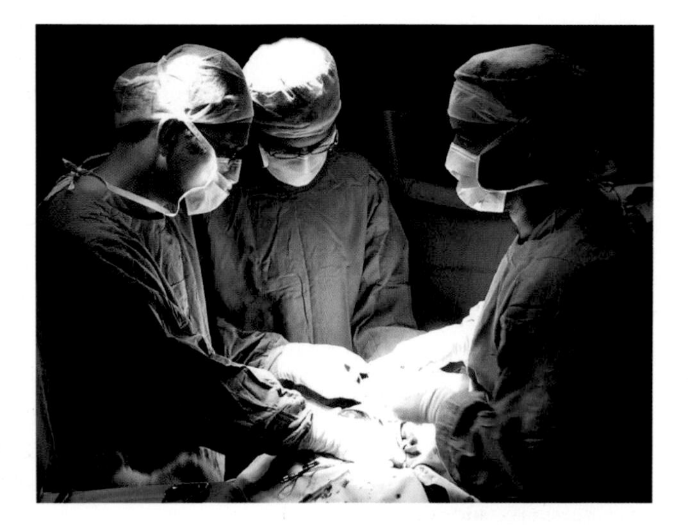

Quiénes somos

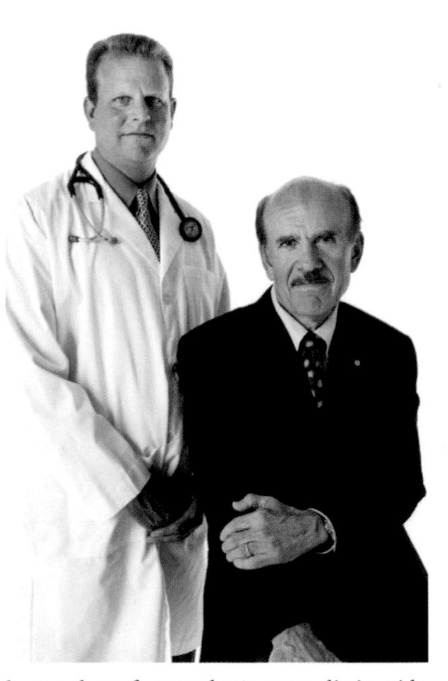

Las referencias científicas del Dr. Louis Ignarro son las mejores que puede haber. En 1998, recibió el Premio Nobel de Medicina (junto a Robert F. Furchgott y Ferid Murad) por sus descubrimientos que revelan la poderosa capacidad del óxido nítrico (o NO) de mejorar la salud cardiovascular y prevenir enfermedades cardiacas. Su trabajo innovador —la base de su libro de mayor venta en 2005: *NO más infartos*— hizo del Dr. Ignarro quizás la autoridad más importante a nivel mundial en lo que respecta al enfoque nutricional hacia la salud cardiaca, así como hacer posible el desarrollo del Viagra. Posee un doctorado en farmacología, es un distinguido profesor de farmacología en la Universidad de California, Los Ángeles (UCLA) y es profesor de tiempo parcial en la Universidad Rey Saúd ubicada en Riad, Arabia Saudita.

El Dr. Ignarro dedicó más de 30 años a la investigación científica, en el intento de comprender el increíble papel que el óxido nítrico juega en fomentar la salud humana óptima. Uno de sus descubrimientos más importantes fue que los antioxidantes, que reducen el daño celular por parte de los radicales libres, también aumentan los niveles de óxido nítrico al proteger las paredes de los vasos sanguíneos —que secretan óxido nítrico— contra los daños. Recibió innumerables premios, además del Premio Nobel, incluido el Premio al Científico Distinguido 2008 de la Asociación Americana del Corazón y la Medalla de Mérito 2007 de la Academia Internacional de Ciencias Cardiovasculares. Edita el periódico *Nitric Oxide: Biology and Chemistry* (Óxido nítrico: biología y química), integra numerosas juntas de asesoramiento científico y viaja por el mundo para hablar con profesionales y público lego sobre el increíble poder del óxido nítrico.

Aunque, en lo personal, su investigación es gratificante y produce un gran impacto en el mundo científico, el Dr. Ignarro espera que la publicación de *Salud es riqueza atraiga y beneficie* a un público más amplio, con quien pueda compartir su conocimiento sobre cómo funciona el cuerpo desde un punto de vista bioquímico y brindar una noción fundamentada de la importancia de una buena nutrición.

El Dr. Andrew Myers es un médico naturópata cuya carrera se basa en un enfoque natural, basado en los suplementos y centrado en la alimentación, hacia el bienestar general y la prevención de enfermedades mediante una cambio de vida terapéutico. Un vocero y defensor del poder de un enfoque natural y nutricional hacia una mejor salud, es también autor de *Simple Health Value* (El simple valor de la salud), un libro que trata sobre cinco cambios sencillos que podemos implementar para mejorar nuestra salud.

Los Dres. Ignarro y Myers están trabajando en conjunto para definir un nuevo paradigma para la progresión de la degeneración en los cuerpos humanos.

Salud es riqueza es un libro basado en pruebas sólidas, no uno lleno de especulaciones seudocientíficas y promesas rimbombantes acerca de los llamados "alimentos maravillosos". El Dr. Ignarro era tan escéptico como la mayoría de los profesionales médicos occidentales sobre la capacidad de los alimentos para funcionar como medicamentos antes de comenzar a observar por sí mismo los increíbles efectos beneficiosos de los alimentos y suplementos de apoyo con óxido nítrico sobre los vasos sanguíneos del sistema cardiovascular. La antigua filosofía "si existe una enfermedad, existe un medicamento para ella..." era definitivamente la cultura en la que estaba inmerso. Pero a medida que observaba la cantidad creciente de evidencia empírica que demostraba los potentes efectos de los aminoácidos, los antioxidantes y otros nutrientes clave, se vio obligado a replantearse su postura. Su mente es científica, indagadora y rigurosa, y, cuando se le presentó la evidencia abrumadora sobre la capacidad de los 10 nutrientes energéticos para prevenir e incluso revertir daños y disfunciones, se convenció de lo eficaces que son.

Este libro es una síntesis de la combinación de nuestros 50 años de experiencia como investigador científico y médico naturópata, respectivamente. Nuestra visión respecto de la salud y la prevención de enfermedades se basa en nuestra propia experiencia clínica y de laboratorio junto con el conocimiento adquirido mediante miles de estudios científicos publicados que hemos sintetizado en nuestra teoría unificada sobre la progresión de enfermedades degenerativas. La investigación tradicional tiene un campo de visión acotado: observa una sola condición, un solo nutriente o un solo medicamento. Muy pocos estudios se diseñaron con el fin de analizar simultáneamente los efectos de los diversos nutrientes que pueden incidir en nuestra salud. Al hacer nuestra propia selección de estudios a partir de un conjunto masivo de investigaciones actuales, hemos podido examinar las interacciones entre los nutrientes dentro de las vías bioquímicas y las funciones fisiológicas del cuerpo. Este trabajo ha puesto al descubierto las relaciones vitales entre nutrientes específicos y tejidos sanos —relaciones que demuestran un vínculo inconfundible entre los suplementos con nutrientes y la **BioWealth.**

Las conclusiones a las que llegamos están respaldadas por sólidos hechos científicos. A medida que se profundiza la crisis de atención médica y aumentan los defensores de la idea de que nuestro sistema actual de "atención de la enfermedad" debe reemplazarse por un enfoque nuevo, mejor y diferente, creemos que somos testigos del comienzo de la era de la medicina que considera al cuerpo y la salud en su totalidad.

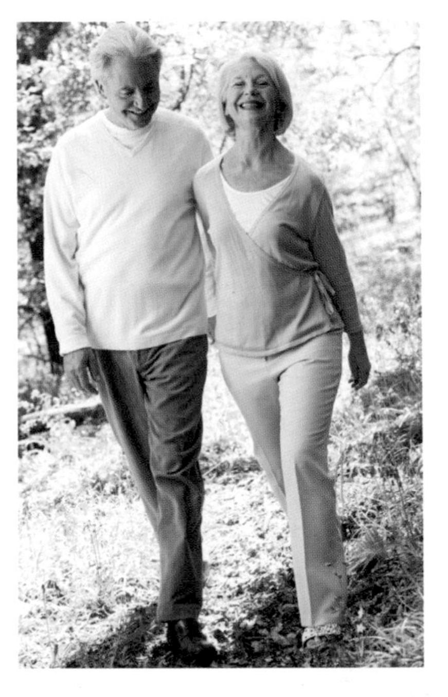

Cómo se organiza *Salud es riqueza*

Ahora que nos conoce un poco más, permítanos presentarle la estructura de lo que resta de nuestro libro. Los objetivos a los que apuntamos con *Salud es riqueza* son ofrecerle una nueva definición del concepto de salud y brindarle una nueva perspectiva sobre la manera en la que se debería considerar la enfermedad. También queremos brindarle información específica sobre cómo el mejoramiento diario de su salud puede proporcionar beneficios económicos significativos con el transcurso de los años. Como una forma de fundamentar nuestras recomendaciones respecto de los problemas de salud que la mayoría de nosotros enfrentamos, decidimos poner el énfasis en los siguientes tres "síndromes de la salud" que son conocidos por todos los estadounidenses:

1. obesidad, diabetes tipo 2 y enfermedad cardiovascular;
2. osteoartritis y osteoporosis; y
3. estrés crónico, insomnio y depresión.

Sospechamos que se preguntará por qué hemos optado por agrupar estas afecciones en síndromes en lugar de tratarlas individualmente. Tenemos dos motivos y, si los comprende, podrá aprovechar más este libro. En primer lugar, muchos de los 10 nutrientes clave que analizamos se utilizan en las mismas combinaciones para tratar cada una de estas afecciones en los grupos de enfermedades que hemos enumerado como uno de nuestros síndromes, por lo que reiterar el mismo tratamiento para cada afección por separado sería redundante. En segundo lugar, y lo más importante, las afecciones que hemos enumerado juntas como un síndrome tienden a agruparse, de manera que una afección conduce a otra afección en el grupo. Las personas obesas tienen muchas más probabilidades de desarrollar diabetes tipo 2, que, a su vez, aumenta el riesgo de desarrollar una enfermedad cardiaca. La inactividad en las personas mayores puede conducir a la artritis, que generalmente inmoviliza aun más a las personas, lo cual luego provoca el desarrollo de osteoporosis, especialmente en mujeres posmenopáusicas.

Si analiza estas progresiones como síndromes interconectados, es mucho más probable que trate el origen del problema particular —una dieta insuficiente y la falta de actividad normalmente son la causa de la obesidad, por ejemplo— en vez de simplemente recetar medicación para suprimir un síntoma específico, como estar constantemente agitado, aunque ignore la enfermedad cardiaca subyacente, la cual se desarrolla con frecuencia a causa de la obesidad.

En *Salud es riqueza*, deseamos enseñarle la manera de maximizar el bienestar inherente a su cuerpo —su **BioWealth**— mediante la "ingeniería inversa" del proceso de la enfermedad, a fin de prevenir la disfunción. Las enfermedades y sus bien conocidos síntomas asociados, como el dolor en el pecho de una enfermedad cardiaca, los huesos frágiles de la osteoporosis y el letargo de la depresión, son simplemente los resultados de procesos largos y hasta ahora invisibles que pueden ser anulados mediante la nutrición. Centraremos la atención inteligente de la ciencia en aquellos procesos a fin de revelarle su verdadera naturaleza.

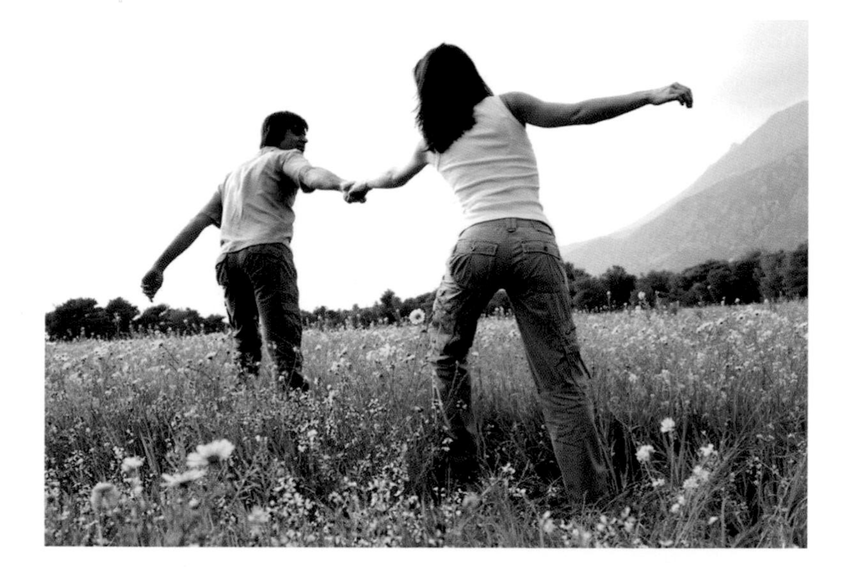

Cómo utilizar este libro

Este libro tiene lo que consideramos una estructura única, que esperamos le facilite comprender lo más posible el material presentado. En primer lugar, planteamos qué es lo que denominamos "enfermedad" y analizamos lo que realmente es. Luego repasamos, en gran detalle, los tres síndromes que mencionamos anteriormente: obesidad, diabetes tipo 2 y enfermedad cardiovascular; estrés crónico, insomnio y depresión; y osteoartritis y osteoporosis.

Después de esto, presentamos capítulos independientes para cada uno de los 10 nutrientes energéticos que describen qué es un nutriente singular, qué hace, dónde puede encontrarse y por qué es tan importante. En cada uno de estos capítulos, también enumeraremos todas las afecciones específicas —las afecciones de los síndromes mencionados y otras afecciones— para las que se utiliza el nutriente y por qué el nutriente sirve para estas afecciones.

Hemos incluido en el libro atractivas notas informativas de recuadro que contienen hechos interesantes sobre los nutrientes energéticos, los síndromes de la salud y otros aspectos fascinantes del bienestar y la medicina natural. También verá que las páginas de cada capítulo de los nutrientes energéticos están todas etiquetadas con un color asociado. Cada vez que encuentre información acerca de un nutriente en una nota de recuadro, puede encontrar rápidamente más información acerca del nutriente al utilizar las páginas codificadas por colores para localizar el capítulo que trata sobre el nutriente. Los colores distintivos de los nutrientes energéticos son los siguientes:

Ácido alfa lipoico

Aminoácidos

Antioxidantes

Picolinato de cromo

Coenzima Q10

Ácidos grasos esenciales (EPA y DHA)

Glucosamina

Té verde

Granada

Vitamina D

Esperamos que este sistema le ayude a aprovechar más el libro y facilite sus búsquedas.

Nuestro sitio web —www.healthiswealththebook.com— también ofrece más información.

Nuestra ferviente intención es que este libro lo inspire a hacerse cargo de su propia salud y longevidad. Esperamos que lo motive a fijar un objetivo para usted mismo a fin de vivir hasta los cien años de manera activa y proactiva, y hacer elecciones inteligentes para prevenir la deficiencia y degeneración en su cuerpo antes de que empiecen. Probablemente por primera vez en la historia occidental, las elecciones y las oportunidades para hacerlo están a su disposición. Tiene el poder de rehacer el sistema de atención médica para usted mismo y convertirse en un socio con todos los derechos sobre su propio bienestar. Esperamos que este libro sea el primer paso —un primer paso gigante— en un proceso polifacético de desarrollo de la fortaleza total de su propio bienestar para retomar el control de su cuerpo y vivir con toda la vitalidad posible. Si toma la iniciativa y hace el trabajo, cambiará su vida para mejor, en formas que casi ni se imagina ahora. Ya estamos imaginando el éxito que tendrá.

¡A su salud!
Dr. Louis Ignarro
Dr. Andrew Myers

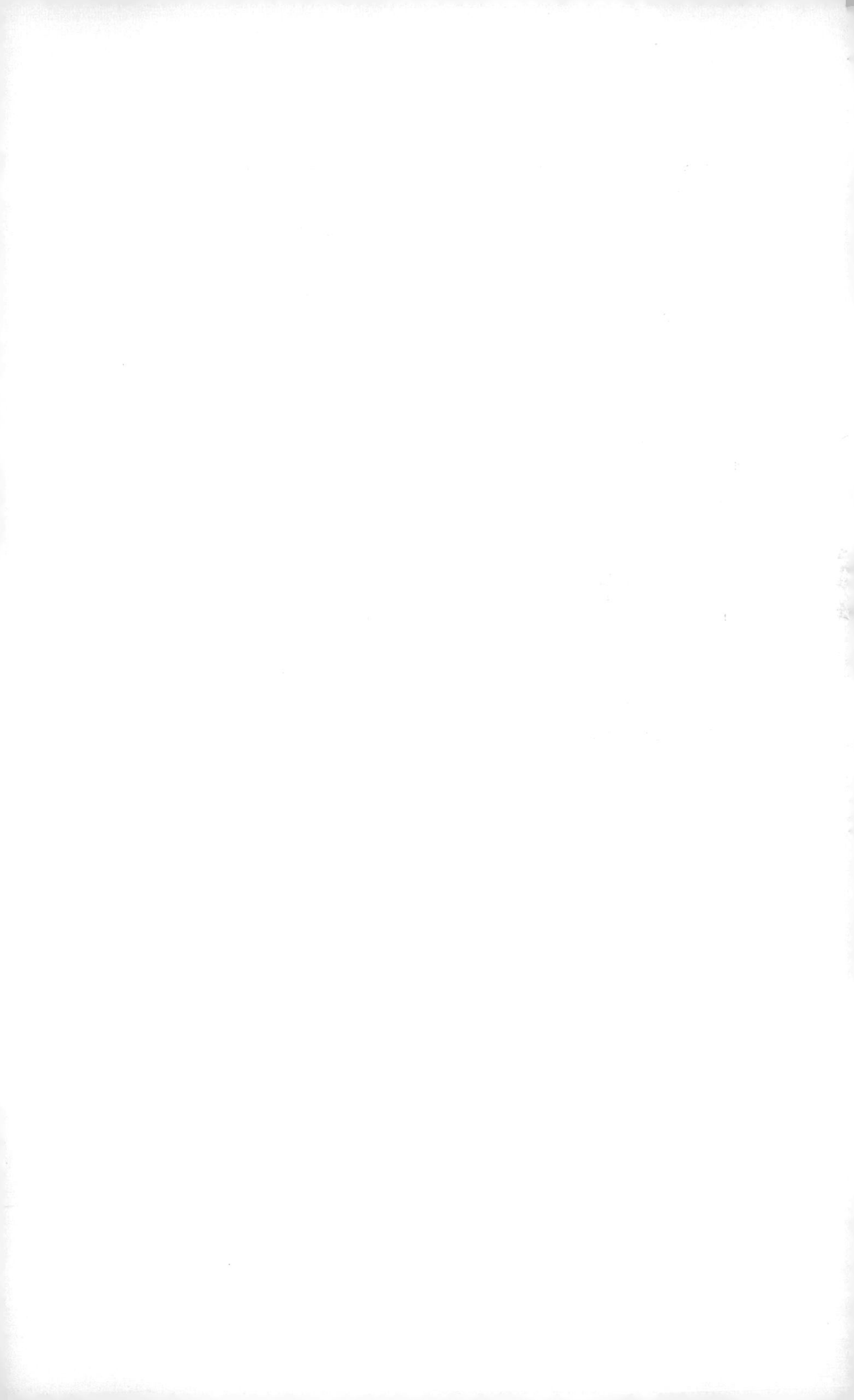

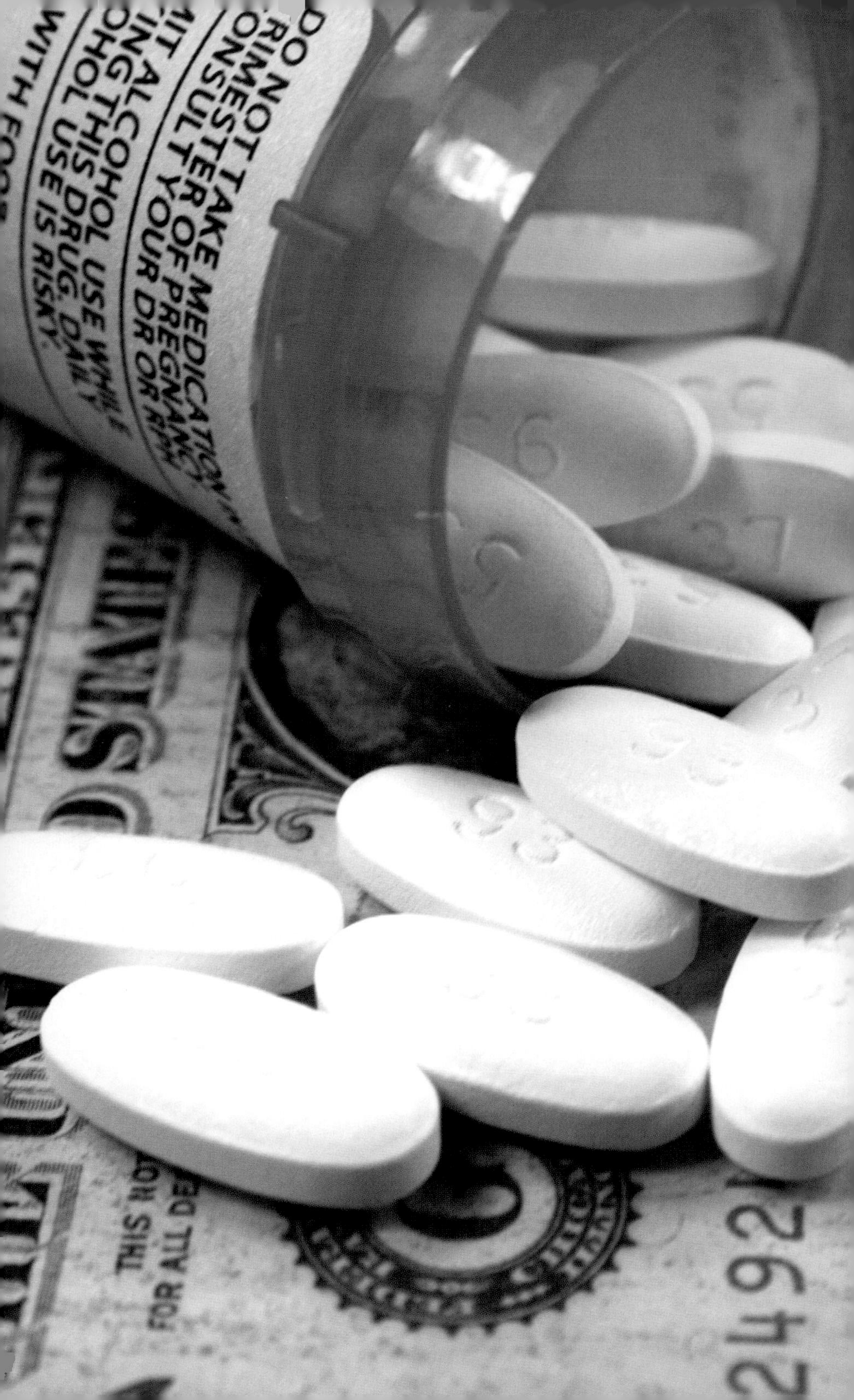

SECCIÓN 1

¿PARA MÁS POBRES Y ENFERMOS?

Capítulo Uno

Por qué salud es riqueza

Me llegó la factura de mi cirugía. Ahora sé para qué esos médicos usaban máscaras.

—James H. Boren, político y humorista

Éste es un libro sobre bienestar, por eso dejaremos las discusiones sobre teoría económica, ejecuciones hipotecarias y préstamos de alto riesgo a aquellas personas idóneas. Pero no podemos ignorar una realidad económica brutal y simple: enfermarse en este país cuesta mucho dinero. La salud y la riqueza están entrelazadas intrincadamente, y las estrategias y los modos de pensar se pueden aplicar a ambas. Por ese motivo hemos acuñado los términos "**BioDebt**" y "**BioWealth**" para reemplazar los términos desactualizados "enfermedad" y "salud". Si aborda el cuidado de su salud con la misma consideración y el mismo pensamiento a largo plazo que emplea cuando está invirtiendo su dinero, probablemente disfrute de una vitalidad mayor y perdurable, y también ahorrará decenas o incluso cientos de miles de dólares en dinero que no gastará en su salud en las próximas décadas.

Cada 30 segundos en los Estados Unidos, alguien se declara en quiebra, en parte, debido a los altísimos costos de los tratamientos de problemas de salud graves sin seguro médico. Nuestro colapso económico, que eliminó millones de puestos de trabajo y beneficios de salud, no ha hecho más que exacerbar este problema.

El costo de la BioDebt

De acuerdo con las cifras de la Oficina del Censo de EE. UU., el costo promedio de una internación hospitalaria en los Estados Unidos al momento en que se llevó a cabo el censo era superior a $7,000. Las cifras más recientes de la Coalición Nacional para el Cuidado de la Salud cuentan una historia más cruda:

- En 2007 costaba $12,100 brindar la cobertura de un seguro médico a una familia de cuatro integrantes.
- En 2011 se prevé que el gasto en atención médica en los Estados Unidos alcanzará los $3 billones anuales, cifra que supera cuatro veces el monto destinado a la defensa nacional.
- Uno de cada cuatro estadounidenses dice que su familia ha tenido problemas para pagar los gastos de atención médica durante el año pasado, lo cual es más del 7% en los últimos nueve años. Casi el 30% afirma que alguien en su familia ha demorado la atención médica el año pasado.
- Un estudio realizado por la Universidad de Harvard en 2007 reveló que la deuda médica promedio de gastos de bolsillo para aquellos que se declararon en quiebra era de $12,000. En el estudio se observó que, al contrario de lo que comúnmente se cree, el 68% de aquellos que se declararon en quiebra tenían un seguro médico. En el estudio también se descubrió que el 50% de todas las presentaciones en quiebra eran, en parte, el producto de gastos médicos inmanejables.
- A principios de 2009, un informe del Departamento de Salud y Servicios Humanos anunció que, aun cuando la economía se estaba retrayendo y más personas perdían su cobertura médica, los costos de atención médica subían a un promedio sin precedentes de $8,160 por hombre, mujer y niño en los Estados Unidos y que se preveía que los costos subirían a un promedio de $13,100 por persona en 2018, lo que representa un sorprendente 20% de todo el gasto en nuestra economía.
- Dado que la recesión reduce los ingresos fiscales, el gigantesco fondo fiduciario para hospitales de Medicare se está quedando sin efectivo más rápido de lo esperado y podría volverse insolvente ya en 2016 tres años antes de lo que se había pronosticado.

Una deficiencia crónica de nutrientes energéticos esenciales no sólo puede provocar que su cuerpo se aleje de su estado natural de bienestar y vitalidad, sino que también puede causar estragos en su estabilidad financiera. Es por eso que la llamamos "BioDebt". Dado que las dificultades financieras graves aumentan su nivel de estrés crónico, se encuentra atrapado en un círculo vicioso: la dolencia conduce a una presión financiera, lo cual produce mayor estrés, lo que genera más disfunción y degeneración y así continúa el círculo.

El estrés negativo crónico envía a más personas a la BioDebt que cualquier otro factor. El estrés, en sí mismo, no es algo negativo; sin embargo, las consecuencias fisiológicas de involucrar al sistema "lucha o huída" del cuerpo constantemente son devastadoras para nuestro bienestar. El "euestrés", un término acuñado por el endocrinólogo Hans Selye para describir la excitación del bombeo cardiaco que sentimos bajo la presión de una fecha límite, en realidad, nos beneficia al incrementar nuestra capacidad de actuar. Al estimularse el sistema nervioso simpático, las glándulas adrenales secretan potentes hormonas en el flujo sanguíneo. Nuestras mentes se aceleran, nuestra presión sanguínea sube y se produce una explosión de energía vertiginosa. No hay nada de malo con este tipo de estrés, en pequeñas dosis.

Pero la respuesta de estrés negativo evolucionó un milenio atrás para ayudarnos a escapar de los predadores. Se diseñó para encenderse durante minutos y luego apagarse cuando la amenaza haya desaparecido, no para funcionar las 24 horas del día, los 7 días de la semana. Pero estimulado por preocupaciones laborales, desgracias de Wall Street, tránsito, familias divididas, la Guerra de Iraq y miles de otras crisis, nuestro "circuito de estrés" parece estar congelado en la posición "ENCENDIDO". Como Marnell Jameson escribió en *Los Angeles Times* en un informe sobre el estudio Estrés en los Estados Unidos: "El estrés crónico no resuelto debilita el sistema inmunológico, lo que aumenta nuestra susceptibilidad a las infecciones, como los resfríos comunes y otros virus. Y cuando el estrés aumenta, también lo hace la inflamación, lo que contribuye a un accidente cerebrovascular, artritis, diabetes tipo 2, enfermedad periodontal y fragilidad. Asimismo, diversos estudios han demostrado que los efectos acumulativos del estrés psicológico no resuelto contribuyen a enfermedades cardiacas y presión alta".

El dinero no sólo provee elementos tangibles, como los alimentos, la ropa, alojamiento e ingresos jubilatorios, o estimula la economía. Tener dinero también afecta el bienestar y la longevidad. En 2004, investigadores de la Fundación de la Familia de Henry J. Kaiser descubrieron que los aumentos en el costo de la atención médica se relacionan con las reducciones en la cobertura de los seguros médicos. A medida que el costo de los seguros sube, menos personas están cubiertas y muchos de los que sí adquieren una cobertura de baja calidad quedan vulnerables a deudas de altos porcentajes por los cargos cuando las recetas o los procedimientos médicos costosos se consideran necesarios, o bien, a tener que pagar una gran suma de dinero antes del comienzo de la cobertura del seguro cada año. Cuando la gente no puede afrontar de ninguna manera el costo de un seguro médico, deja de tomar toda medida importante de optimización por cuidados que no son provocados por síntomas, como exámenes físicos periódicos y pruebas de detección del cáncer. Dejan de obtener cualquier cuidado que podría poner en evidencia situaciones médicas antes de que se conviertan en problemas mayores.

Mientras escribimos esto, los debates del sector público y privado acerca de la reforma de la atención médica se están tornando más candentes. El cambio parecería ser inevitable. Pero ya hemos escuchado muchas veces que la atención médica se reformará "pronto". El sistema que presta servicios relacionados con la salud a millones de estadounidenses es complejo, arraigado y rentable para las organizaciones corporativas dedicadas a la atención médica y las compañías farmacéuticas. La implementación de cambios significativos en este ámbito podría llevar muchos años. ¿Podemos permitirnos esperar a que se legisle la reforma, sin saber cuándo sucederá o qué solución aportará? Para nosotros, la respuesta es un "no" rotundo. Es hora de reformar nuestros propios futuros de salud, y esa reforma comienza con la comprensión de la fuerte conexión que existe entre la riqueza y la salud.

El bienestar es como una inversión

Existe un motivo por el cual se nos ocurrió el término **BioWealth**, con el cual hacemos referencia al hecho de vivir en un estado de energía y vitalidad máximas que aporte riqueza a diversas áreas de la vida. En primer lugar, en este estado, se siente maravillosamente bien, tanto mental como físicamente. Es capaz de tener una vida totalmente activa y de hacer las cosas que disfruta en vez de quedarse parado a un costado porque "no tiene energía". En segundo lugar, puede mantener al mínimo las intervenciones por parte de los profesionales de atención médica, por ende, reduce sus costos y el impacto sobre su tiempo y elimina el estrés que frecuentemente trae aparejado una importante **BioDebt**. Imagínese viendo a su médico personal sólo una vez al año, para someterse a un examen físico tranquilo y periódico, y una consulta cooperativa personal para tratar todo lo que está haciendo correctamente para mantener su cuerpo funcionando al máximo nivel. ¿No sería un cambio renovador?

Cuando vea la diferente terminología y analice los objetivos involucrados, se dará cuenta de que el bienestar personal y las finanzas personales son dos caras de la misma moneda. Para ambos, el método ideal es hacer pequeñas inversiones regularmente durante un largo período a fin de lograr grandes ganancias después de treinta o cuarenta años.

Quizás el mejor ejemplo sea el *interés compuesto*, lo que Albert Einstein llamó "la fuerza más potente en el universo". El hecho de ahorrar pequeños montos de dinero por mes da como resultado una gran suma de dinero, cuando el interés compuesto entra en escena. Si a los 25 años comienza a ahorrar $200 por mes y si gana en promedio el 8% al año por esos ahorros, cuando tenga 65 años habrá depositado sólo $96,000, pero el valor de lo que habrá ahorrado será de $705,872 sin inflación. Es un ahorro considerable.

Para dar otro ejemplo, consideremos qué sucede cuando camina periódicamente. Digamos que toma el tren para ir a trabajar, pero comienza a bajarse a la mañana cuando todavía falta una milla para llegar a la oficina y camina el resto del trayecto, y que también camina una milla desde la oficina hasta subirse al tren para volver a casa. Si trabaja cinco días a la semana, entonces estará caminando diez millas por semana: una milla para ir a trabajar y una milla para volver a casa. Si pesa 200 libras cuando comienza a hacer esto, quemará aproximadamente 265 calorías por día, o 1,325 calorías por semana, sólo a raíz de caminar estas distancias. Perderá una libra por cada 3,500 calorías quemadas, por ende, si mantiene esta rutina de caminatas todos los días laborables durante un año y no aumenta las calorías que consume, perderá aproximadamente 19 libras, sólo por caminar cinco días a la semana. Si su objetivo es adelgazar hasta las ideales 170 libras, puede lograrlo en 18 meses caminando, sin otro ejercicio. Tal como una inversión, pocas medidas tomadas regularmente durante un largo plazo pueden conllevar cambios increíbles en su peso, estado físico y **BioWealth** en general.

Cuando centra su atención en el bienestar y la manutención de una función óptima, en lugar del deterioro y la degeneración, es mucho más probable que realice los mismos tipos de inversiones en su salud que los que se espera que esté haciendo en su futuro financiero. Hacer esto es lógico desde un punto de vista financiero. Tiene mucho sentido gastar diez centavos por día en suplementos de vitamina C cuando aprende que si lo hiciera, podría prevenir un ataque cardiaco en veinte años que podría costarle $250,000. El hecho de no detener la disfunción a nivel celular es básicamente lo mismo que tener una deuda que no va a cancelar. Crece y se acumula, lo cual le afecta negativamente. A la larga, cuando alcanza un nivel crítico, las cosas empiezan a desmoronarse y las colecciones de células comienzan a exhibir estrés. Los "agentes de colección" biológicos apelan a usted, y su cuerpo entra en la versión fisiológica de la quiebra: deterioro y discapacidad.

Cuando le da a su cuerpo un suministro diario de nutrientes esenciales, tiene que funcionar a su máximo nivel; usted está invirtiendo en su vitalidad actual y futura. Hacer esto no siempre es sencillo. Necesita una visión a largo plazo, como en las finanzas. Así como se requiere disciplina para invertir dinero regularmente en la bolsa de valores mes a mes durante años, resistir a la tentación de sacar el efectivo cuando el Dow cae en picada, puede parecer un acto de fe tomar suplementos de antioxidantes o coenzima Q10 todos los días por veinte años. Pero podemos confirmar que no se trata de un acto de *fe*, sino de un acto de *verdad*. Los resultados de estudios científicos bien fundamentados muestran que cuando incorpora regularmente "medicación de optimización" a su rutina de cuidados personales, protege su vitalidad contra una futura disfunción. Para continuar con la comparación, usted está haciendo pequeños depósitos diarios en su cuenta de **BioWealth**. Con el tiempo, realmente suman.

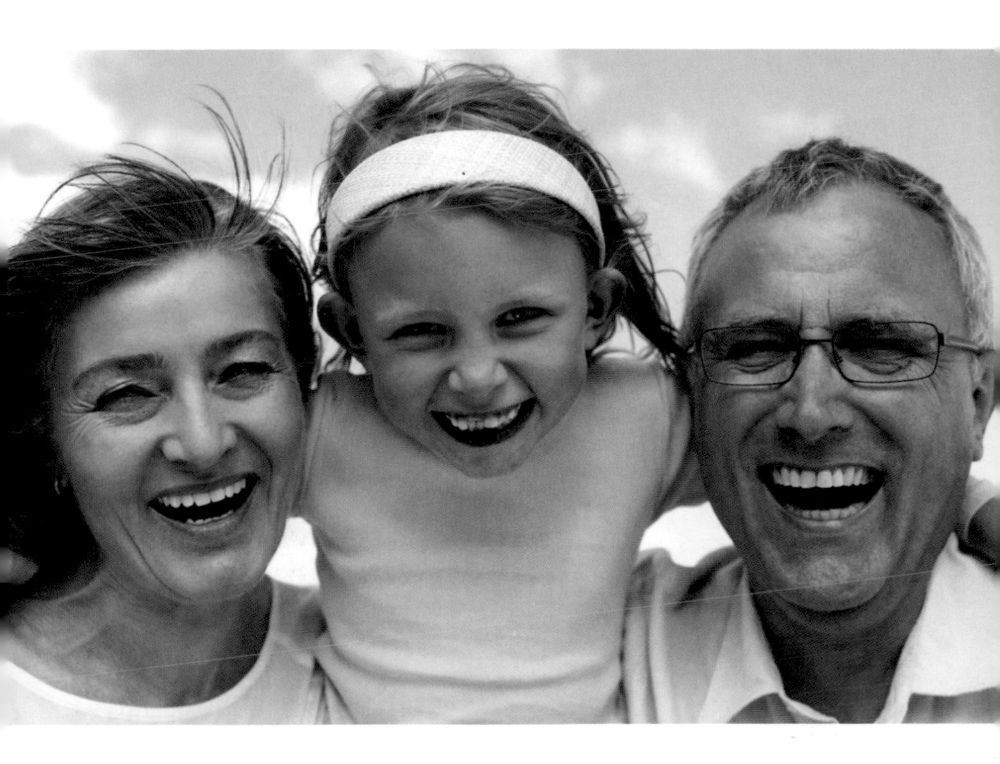

Redescubrimiento de la responsabilidad

Una de las consecuencias de nuestra actitud occidental, centrada en los medicamentos, respecto de nuestros cuerpos es que no somos proactivos. Hemos cedido la responsabilidad sobre nuestro bienestar a otros. El modelo de salud pública prevalente, en las mentes de los encargados de formular las políticas sobre salud, los médicos, los educadores médicos, los farmacólogos y el público en general, tiende a ser el siguiente:

a. desear lo mejor y esperar a enfermarse;
b. ir al médico y conseguir medicamentos para controlar los síntomas;
c. desarrollar una enfermedad crónica llamada "envejecimiento"; y
d. sufrir una discapacidad creciente y recibir un tratamiento intrusivo que hace poco para tratar las causas subyacentes de la enfermedad.

Claramente, algo tiene que cambiar. Podemos esperar a que nuestro gobierno nos dé soluciones nuevas en una bandeja de plata, pero esa no ha sido todavía una solución viable. El factor más sencillo y efectivo para cambiar no es nuestro sistema de atención médica, pero sí nuestras elecciones individuales. Ningún médico o enfermera, independientemente de su dedicación, tendrá alguna vez el interés personal y la preocupación sobre nuestro bienestar que tenemos nosotros. Nadie puede forzar a otro a tomar decisiones sensatas acerca de su estilo de vida; sólo cada uno de nosotros puede hacerlo. Si vamos a rediseñar colectivamente el panorama de la salud y la atención médica en los Estados Unidos y en otros lugares, debemos asumir de manera individual la responsabilidad final del saldo de nuestras cuentas de **BioWealth**.

Cuando contrata a un asesor financiero para administrar sus inversiones y guiarlo hacia una jubilación segura, éste debe informarle acerca de fondos comunes de inversión o planificación testamentaria, pero es usted quien toma las decisiones financieras finales. ¿Por qué tendría que ser diferente en el caso de la salud? Recomendamos a la gente que comience a considerar a sus médicos como asesores médicos que brindan asesoramiento médico y orientación profesional. No obstante, cada persona debe informarse a fin de poder tomar decisiones acertadas que fomenten una función óptima a largo plazo de los sistemas corporales, en lugar de simplemente aceptar soluciones "parche" a corto plazo que hagan "desaparecer" los síntomas. Cada uno de nosotros tiene la facultad de convertirse en su propio cuidador principal y de tomar decisiones que ayudarán a detener problemas de salud potenciales antes de que se originen. Al hacer esto, reduciremos nuestros costos financieros personales, disminuiremos los costos que se transmiten actualmente a nuestra sociedad y transformaremos nuestro sistema de atención médica en un servicio a disposición de todos.

El enfoque de *Salud es riqueza* es lograr la optimización de la salud mediante el uso de nutrición suplementaria para reabastecer elementos vitales que se agotan constantemente dado nuestro estilo de vida moderno. Analizaremos este tema en mayor detalle más adelante en este libro, pero, por el momento, resumiremos diciendo que la combinación de dosis concentradas de nutrientes vitales que se pueden proporcionar a las células mediante suplementos, junto con las fibras, los fitonutrientes y la energía que incorpora en su cuerpo a través del consumo de alimentos saludables, genera un poderoso arsenal que estimula el bienestar, un arsenal basado en la lógica y respaldado por décadas de resultados comprobados de estudios científicos.

Una amplia subcultura de personas optan por incorporar dietas vegetarianas, actividad física, suplementos o meditación como parte de su estilo de vida diario, pero no es un grupo suficientemente grande. Nos encantaría ver que elecciones como éstas formen parte de nuestra cultura dominante, no corrompidas por el rótulo "salud alternativa", ya que provocarían mejoras generalizadas en cuanto a vitalidad, decrecimientos en cuanto a discapacidad y fallecimiento por afecciones prevenibles. Pero no hemos llegado a ese punto todavía. Si las posibilidades de evitar una enfermedad cardiaca, la diabetes y el cáncer no son un incentivo suficiente para motivar a la mayoría a adoptar conductas saludables, quizás la idea de ahorrar dinero en una economía desafiante sí lo será.

Si le proporciona a su cuerpo la mezcla correcta de suplementos nutricionales clave, aumentará sus probabilidades de evitar afecciones agudas y crónicas, reducir sus costos de atención médica y, durante toda su vida, ahorrar una pequeña fortuna.

Si incrementa las elecciones saludables, optimizará de manera proporcional tanto el estado de salud de su cuerpo como el dinero que ahorrará. Es sentido común. Si mantiene su peso normal, mantiene su nivel de estrés bajo control, mantiene su sistema inmunológico en óptimo estado, hace una dieta rica y variada y le proporciona a su cuerpo los nutrientes esenciales que necesita a través de los suplementos, tendrá, a su vez, menos posibilidades de enfermarse. También es probable que descubra que cualquier dolencia que surja será leve, necesitará internaciones más cortas y menos medicamentos, y tendrá menos posibilidades de desarrollar uno de los "asesinos del estilo de vida": ataque cardiaco, accidente cerebrovascular, diabetes o cáncer.

Además, no se necesita un título en economía para notar que con los seguros y la atención médica los costos ya son increíblemente altos, y es probable que suban de a dos dígitos cada año, la verdadera **BioWealth** puede realmente hacerle ahorrar una gran cantidad de dinero. Gastará menos en medicamentos de venta bajo receta, porque repetirá menos recetas. Conseguirá mejores precios, no sólo en seguros médicos, sino también en seguros de vida. Necesitará menos consultas a su médico de cabecera y menos derivaciones a especialistas. Pasará menos tiempo en el hospital. Tendrá que faltar menos veces al trabajo a causa de una dolencia y probablemente tendrá más energía y será más productivo. Todo esto, sumado, equivale a menos dinero gastado, más dinero ganado y más efectivo depositado en su cuenta bancaria.

Pero no confíe sólo en nuestra palabra. Hagamos algunas cuentas y veamos cómo una libra de prevención puede producir verdaderos beneficios financieros.

Beneficio de Salud es riqueza N.° 1: menores costos en atención médica

De acuerdo con el Centro Nacional de Estadísticas sobre Salud de los Centros para el Control y Prevención de Enfermedades (CDC), el estadounidense promedio visita un consultorio tres veces al año. No obstante, de 1996 a 2006, las visitas sin cita previa a los consultorios, las clínicas para pacientes ambulatorios y las salas de emergencia aumentaron un 26%. Para nosotros, esto sugiere que una falta de cuidados preventivos está provocando una mayor necesidad de llamadas espontáneas, a menudo urgentes, para recibir atención y una grave escasez de cuidados propios de optimización.

De hecho, según los mismos datos, sólo el 19.2% de las visitas médicas eran por cuidados de optimización. Dejamos que los problemas de salud sigan su curso sin obstáculos por periodos cada vez más prolongados, y el resultado es que se desarrolla una dolencia más grave. Las consultas hospitalarias son en un 43% por diabetes y en un 51% por presión alta. Esa fue una razón que se dio para justificar por qué el promedio de los costos de gastos de bolsillo en deducibles, copagos por medicamentos y coseguro por consultas médicas y hospitalarias subió un 115%, de 2000 a 2005, según el *informe Expectativas sobre el cuidado de la salud: dirección y estrategia futuras* de Hewitt Associates, LLC.

Supongamos que tiene seguro médico, ¿cuánto paga en concepto de copago cuando ve a su médico? Desglosémoslo en tres situaciones: consultas periódicas al médico, internación y cirugía de bypass:

Análisis de los costos de atención médica

Total anual de visitas al consultorio (2 personas)	Total de copagos	Exámenes de rutina (hemograma y análisis metabólico básico	Cuidados de optimización reducen las visitas anuales a:	Ahorros anuales
5	$38/visita, $190 total[1]	$85/visita, $425 total[2]	2	$179
Cantidad estimada de internaciones en un período de 20 años de 45 a 64 años	Total promedio del costo de una internación de 5 días	Gastos de bolsillo (deducible y 30% de coseguro)	Costo total (deducibles únicamente) para 4 internaciones	Ahorros en 20 años al reducir las internaciones de 4 a 2 debido a una optimización de la salud
4	$19,400[3]	$6,820[4]	$27,280	$13,640
Cirugía de bypass de corazón	Costo de la cirugía de bypass de corazón	Promedio $1,000 de deducible + su 30% de pago (suponiendo un máximo de $15,000 de pago de coseguro)	Costo de 10 años de medicamentos de marca (estatina, anticoagulante, hipertensión, antiarritmia), 2 meses de fisioterapia, 2 meses de salarios perdidos	Monto ahorrado al evitar el bypass de corazón
22% de cirugías en hospital para hombres[5]	$ 55,591[6]	$16,000	$70,660[6,7,8]	$86,660
Monto total ahorrado mediante una optimización del bienestar por 20 años:				$103,880

[1] Departamento de Salud y Servicios Humanos de EE. UU.
[2] *Focus*, mayo de 2009
[3] Proyecto sobre costo y utilización de la atención médica, febrero de 2009
[4] Encuesta sobre el Plan de salud nacional de EE. UU. de Mercer 2008
[5] WebMD.com
[6] *Healthcare Blue Book*
[7] Blue Cross/Blue Shield de Tennessee
[8] Oficina del Censo de EE. UU.

No estamos incluyendo factores como los pagos por medicamentos de Medicare para pacientes mayores, ya que eso haría más complejos los cálculos. Pero aun si saca el bypass, ahorraría alrededor de $17,000 en 20 años al simplemente evitar internaciones y consultas médicas adicionales. ¡Eso equivale a un año en una buena universidad estatal para su hijo mayor o unas magníficas vacaciones con la familia!

Beneficio de Salud es riqueza N.° 2: menos costos en medicamentos

Durante un año típico, se hacen más de tres mil millones de recetas para los estadounidenses. Algunas de ellas son para medicamentos a corto plazo para problemas agudos temporarios, medicamentos como antibióticos o analgésicos. Pero los medicamentos que se recetan más comúnmente son aquellos para el tratamiento a largo plazo de afecciones crónicas de **BioDebt**, como la depresión y la presión alta. De hecho, los tres medicamentos que se recetan con mayor frecuencia en los Estados Unidos son los antidepresivos Prozac, Paxil y Lexapro. En segundo lugar, por poca diferencia, están los medicamentos para la presión alta, como Norvasc, Lopressor y Lasix. Sumados todos, en 2004, las personas de la tercera edad gastaron un promedio de $1,914 por año en medicamentos de venta bajo receta, según un informe de la Agencia para la Investigación y Calidad del Cuidado de la Salud.

¿Qué sucedería si pudiera eliminar todos o la mayoría de los medicamentos de venta bajo receta? ¿Cuánto ahorraría?

Análisis de los costos de medicamentos

Medicamentos tomados (de marca)	Costo anual (suponiendo 50% de costos de medicamentos cubierto por el seguro)[1]	Cuidados de optimización reducen los medicamentos a:	Nuevo costo anual (suponiendo 50% de costos de medicamentos cubierto por el seguro)[1]	Ahorros anuales
3: Para el colesterol, hipertensión, depresión	$2,988	1: Betabloqueantes, dosis más baja	$486	$2,502
Total de ahorros en 20 años con medicamentos de venta bajo receta:				$50,040

[1] Blue Cross/Blue Shield de Tennessee

Beneficio de Salud es riqueza N.° 3: menos costos en seguro

El costo de los seguros parece estar subiendo tan rápido como están bajando la calidad y el alcance de la cobertura. Incluso si tiene la suficiente suerte para pagar un seguro médico para usted y su familia por medio de su empleador, no se escapa de la "mordida". De acuerdo con la Fundación de la Familia de Henry J. Kaiser, el trabajador estadounidense promedio pagó aproximadamente $3,300 por año por su cobertura de seguro médico en 2007, una suba del 10% respecto del año 2006.

El hecho de adoptar un "estilo de vida de optimización" para transformarse en una persona saludable puede ayudarle a reducir los costos del seguro de dos maneras. En primer lugar, si tiene que buscar y contratar un seguro privado al precio del mercado, como tantos trabajadores autónomos hacen, generalmente obtiene mejores precios si controla su peso, tiene un presión sanguínea normal y no fuma. En segundo lugar, si su estado físico y salud en general son tan buenos que puede permitirse asumir más riesgos que la mayoría, puede contratar una cobertura de seguro colectivo con un deducible más alto y una cuota de copago mayor de los costos. Dado que el monto de su deducible, por lo general, sólo importa si tiene una internación importante, básicamente está apostando a que no contraerá una enfermedad terrible, aunque no puede, por supuesto, controlar accidentes, entonces no tendrá que pagar nunca el deducible más alto. Si está cómodo con asumir el riesgo porque ha reducido la posibilidad de sufrir problemas de salud al tomar medidas proactivas para tener el mejor estado de salud posible, puede reducir las primas de manera considerable.

Imaginemos que es un empleado corporativo que ha adoptado un estilo de vida más saludable y está cómodo con la duplicación de su deducible porque sabe que usted ha reducido su riesgo de contraer enfermedades. Al hacer esto, reduce su aportación anual para su cuota del pago de la cobertura de seguro de su empresa.

Análisis de la prima del seguro

Cuota normal anual del consumidor de los costos de seguro médico de la empresa	Costo reducido después de la adopción de un "estilo de vida de optimización" y deducible más alto	Ahorros anuales
$3,492[1]	$2,200	$1,292
Total de ahorros en 20 años con primas de seguro:		**$25,840**

[1] Informe diario sobre políticas de salud de Kaiser, 15 de mayo, 2008

Beneficio de Salud es riqueza N.° 4: mayor productividad

Finalmente, ¿cuánto de sus ingresos pierde en el transcurso de un año porque está demasiado enfermo para ir a trabajar, si le pagan por hora o su empleador no le da ninguna licencia por enfermedad con goce de sueldo? La enfermedad, y la pérdida de ingresos resultante, son los mayores contribuyentes a la quiebra personal. Por ejemplo, un estudio publicado en diciembre de 2008 demostró que los trastornos mentales por sí solos les cuestan a los estadounidenses, al menos, $193 mil millones al año en ganancias perdidas. Cuando le suma a eso una discapacidad por enfermedad cardiaca, enfermedades respiratorias, diabetes y otros padecimientos a menudo prevenibles, no nos sorprendería si ese total se duplicara a casi $400 mil millones.

Divida $400 mil millones por 200 millones (la cantidad aproximada de adultos en EE. UU.) y le da $2,000. Es probable que los resfríos, la gripe, el dolor de la artritis u otros problemas le cuesten ese monto por año en salarios perdidos. ¿Cuánto más ganaría si mejorara su salud y raramente, si acaso, se enfermara, si durmiera mejor y si manejara el estrés del trabajo sin destruir su sistema inmunológico?

Análisis de ganancias reducidas

Ganancias anuales típicas perdidas por problemas de salud	Ganancias anuales perdidas por problemas de salud después de un estilo de vida de optimización	Aumento anual en ingresos
$3,846[1]	$1,000	$2,846
Total de ahorros en 20 años mediante un estilo de vida de optimización:		$56,920

[1] Biblioteca Nacional de Medicina

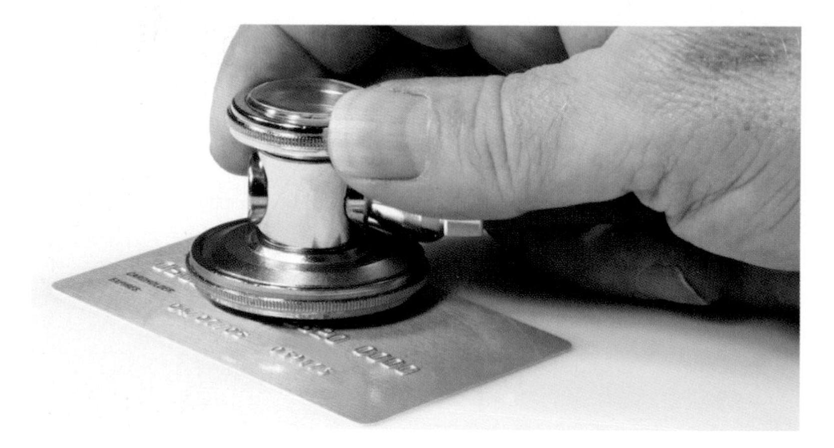

Salud es riqueza: el balance final

Entonces, dadas nuestras situaciones hipotéticas, ¿cuánto más dinero podría tener a mano para resistir tiempos económicos difíciles si consumiera suplementos y adoptara alternativas inteligentes en su estilo de vida para optimizar su vitalidad hasta el máximo nivel? Hagamos las cuentas.

Total de ahorros de *Salud es riqueza*

TIPO DE PÉRDIDA DE RIQUEZA	AHORROS DE UN AÑO	AHORROS DE CINCO AÑOS	AHORROS DE DIEZ AÑOS	AHORROS DE VEINTE AÑOS
Costos en médicos y hospitales (excluido el bypass)	$850	$4,250	$8,500	$17,000
Costos de medicamentos	$2,502	$12,510	$25,020	$50,040
Primas de salud	$1,292	$6,460	$12,920	$25,840
Salarios perdidos	$2,846	$14,230	$28,460	$56,920
Total	$7,490	$37,450	$74,900	$149,800

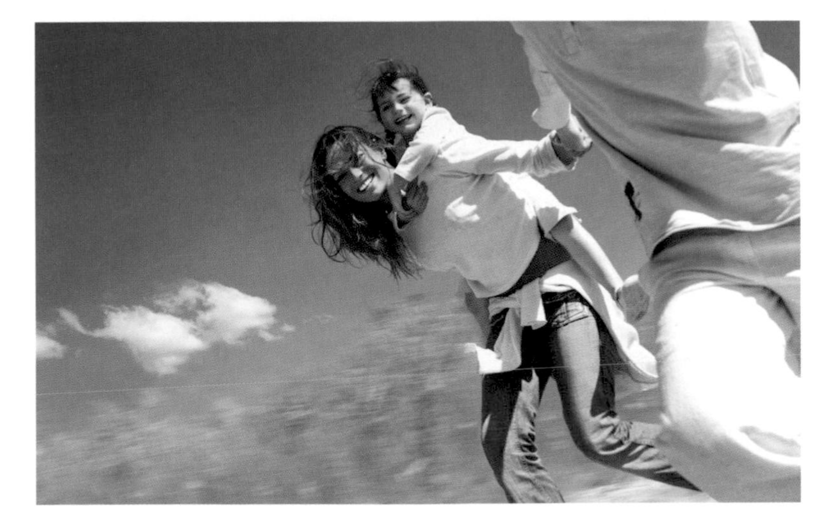

Es mucho dinero, casi $7,500 al año. Imagine que está invirtiendo ese dinero para su jubilación o depositándolo en una cuenta de educación universitaria y que gana 8% al año sobre eso. Observemos cuánto tendría después de 30 años invirtiendo ese dinero en la bolsa de valores (sin tener en cuenta la inflación):

Año	Depósito	Saldo
Año 1	$7,490	$7,490
Año 2	$7,490	$15,880
Año 3	$7,490	$24,967
Año 4	$7,490	$34,808
Año 5	$7,490	$45,466
Año 10	$7,490	$113,587
Año 15	$7,490	$215,076
Año 20	$7,490	$366,280
Año 25	$7,490	$591,551
Año 30	$7,490	$927,169

Tal como la inversión financiera, el monto de dinero que puede ahorrar al adoptar un "estilo de vida de optimización" no parecería ser mucho para un solo año. Pero cuando considera, por un periodo más prolongado, los costos posibles en los que podría haber incurrido, y los ha prevenido, es obviamente un monto considerable. Todo ese dinero puede marcar una diferencia notable en la vida de la gente.

Nuestro enfoque ofrece muchas ganancias potenciales, a un riesgo tan bajo, que casi parece demasiado bueno para ser verdad. Pero si comienza a tomar y mantener suplementos adecuados, existe una gran probabilidad de que disfrutará de un mejor estado de salud general, más energía, menos estrés, menos costos de atención médica, mayor productividad laboral, mejor calidad de vida y mayor tranquilidad mental, todo sin los efectos secundarios o el costo de los medicamentos de venta bajo receta. Esto es así porque nuestra estrategia nutricional no espera a que se produzca la disfunción y luego trata de reparar el daño. Ayuda al cuerpo a alcanzar su mayor potencial de bienestar y previene que comience la **BioDebt**.

Tomar el camino nutricional hacia la salud produce beneficios mucho más allá de la buena salud. *Le devuelve a usted, a quien le pertenece, el control sobre su salud.* Nuestra salud ha estado siempre bajo nuestro control, pero a la mayoría de nosotros nos han lavado el cerebro para abdicar lo que debería ser nuestra responsabilidad en favor de los médicos, los hospitales y las compañías farmacéuticas. No pensamos en nuestra salud como algo que podemos controlar. Pero ningún médico o medicamento puede hacernos hacer ejercicio ni tampoco pueden hacernos sustituir el arroz integral y el salmón por un filete y puré de papas. Tampoco pueden hacernos empezar a tomar aminoácidos, fibras y antioxidantes. Y no nos pueden aconsejar sobre cómo mejorar nuestras fortunas financieras maximizando el rendimiento de nuestras increíbles máquinas biológicas. Tenemos el control de nuestras finanzas de la misma manera que tenemos el control de nuestro bienestar. Ese control nos da la facultad de crear un futuro promisorio si simplemente lo tomamos.

Dado que los síndromes que finalmente discapacitan y matan a tantos de nosotros se desarrollan después de décadas de deterioro y disfunción gradual, son nuestros hábitos de toda una vida los que marcarán la mayor diferencia en nuestro bienestar, vitalidad y longevidad. Gracias a *nuestras elecciones, tenemos el poder de cambiar todo, incluida nuestra seguridad financiera.*

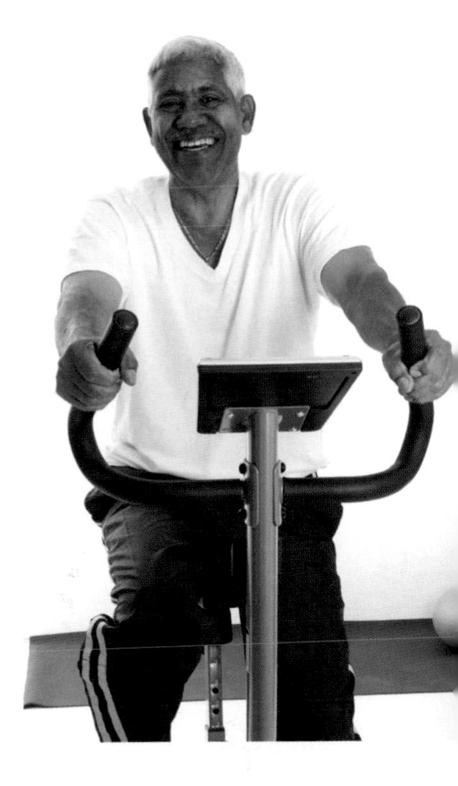

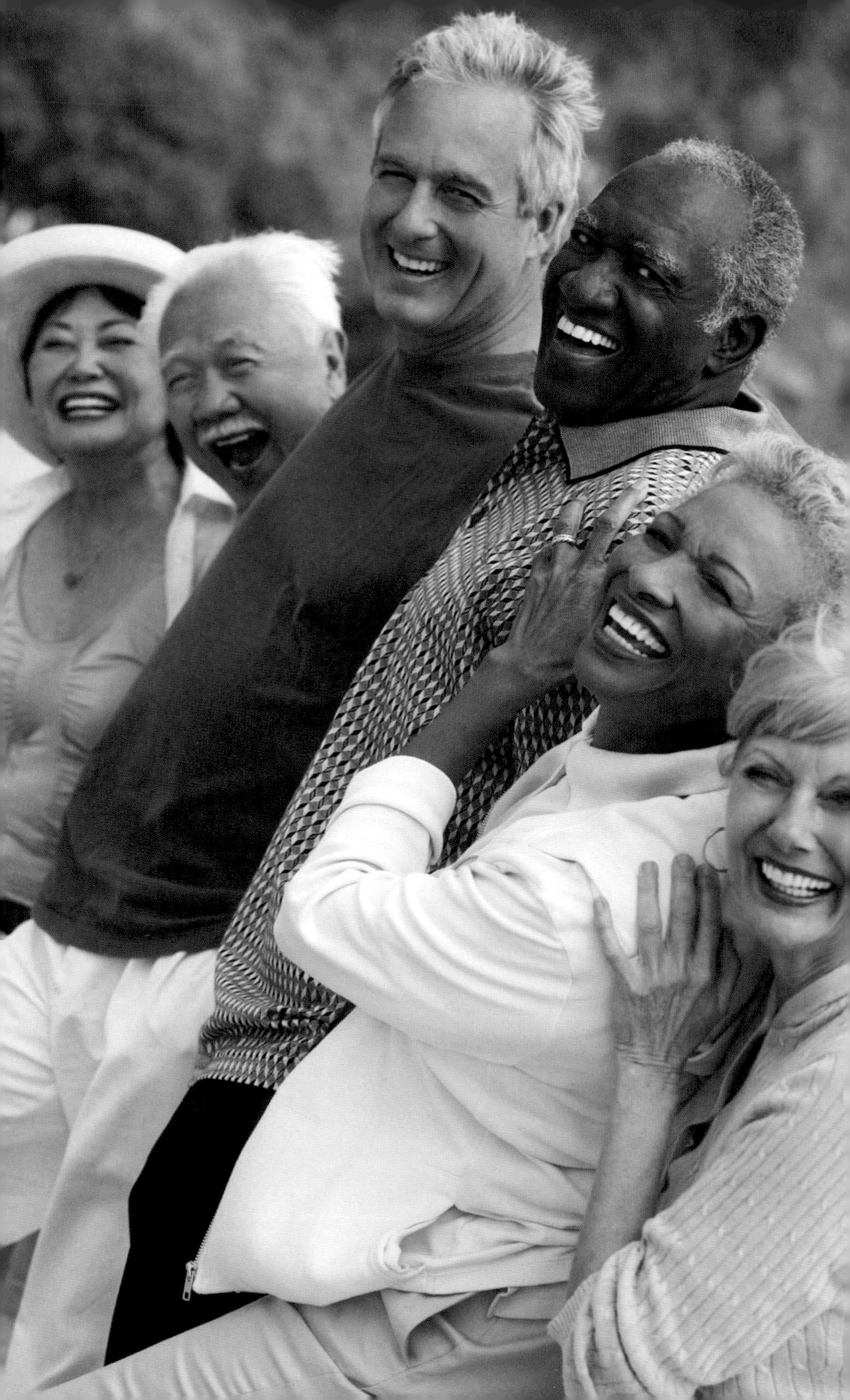

Capítulo Dos

Redefinición del concepto de enfermedad

A los médicos se les enseña a interesarse no en la salud, sino en la enfermedad. Lo que se le enseña a la gente es que la salud es la cura de la enfermedad.

— Ashley Montagu, antropóloga y humanista

Los residentes de la isla de Okinawa gozan de la mayor expectativa de vida del mundo: más de 81 años. Okinawa puede reclamar que tiene el índice más alto del mundo de personas mayores de 100 años: 34.7 centenarios cada 100,000 residentes. Los okinawenses tienen el índice más bajo de cáncer y enfermedades cardiacas en el mundo. El Estudio Centenario de Okinawa ha hecho un seguimiento de los ancianos de esta sociedad desde mediados de la década de los setenta para aprender por qué esta gente particular, de 80 años o incluso mayores, tienen arterias despejadas, articulaciones flexibles, fuerte apetito sexual, mentes claras y un excelente estado de salud general.

A partir de este estudio de los okinawenses que han llegado a ser extremadamente ancianos y mantenido un estado sorprendente de buena salud y vigorosidad en todo momento, los investigadores descubrieron que, a pesar de que sí existen ventajas genéticas, la causa principal de la vitalidad observada yace en sus elecciones de estilo de vida guiadas por patrones culturales tradicionales. Los okinawenses comen menos que otras personas. Dejan de comer cuando sienten que están llenos en un 80%, una práctica a la que llaman *Hara Hachi Bu*. Su dieta con un alto contenido de fibras es rica en grasas saludables y frutas, vegetales, pescado y alimentos a base de soja como el tofu. Tienden a mantener creencias espirituales profundas y a ser miembros de círculos sociales sólidos por décadas.

Estos hechos son fundamentales para nuestro análisis de este capítulo, ya que los utilizaremos para que nos ayuden a alterar de manera drástica la forma en que percibe la salud y la enfermedad. Revelaremos los verdaderos mecanismos ocultos de la enfermedad por primera vez y le mostraremos cómo puede disfrutar la misma vivacidad a largo plazo que los okinawenses disfrutan. Para comenzar, analicemos a qué nos referimos cuando utilizamos la palabra "enfermedad".

El significado de enfermedad

Enfermedad es una palabra poco precisa que se utiliza para describir una amplia gama de problemas físicos, que van desde el cáncer y la influenza hasta la depresión y el trastorno por déficit de atención. Pero las connotaciones intelectuales y emocionales asociadas con la palabra son mucho más peligrosas que su falta de especificidad. Enfermedad es un término negativo con una finalidad un tanto mórbida, como en: "Tengo una enfermedad cardiaca"; en el final de una historia. Confunde una dolencia con una condena a prisión sin esperanzas de apelación. Esta percepción de enfermedad se ha desarrollado a partir de nuestro enfoque médico convencional, el cual generalmente se centra en dictaminar un diagnóstico o nombrar una enfermedad más que en el paciente o en las causas fisiológicas subyacentes a la enfermedad.

El concepto de "enfermedad" es venenoso para nuestro bienestar a largo plazo dado que es fatalista. Nos incita a pensar en disfunción física como algo que se asemeja a la caída de un rayo, algo salido de la nada, de lo que no nos podemos proteger y que es irreversible. Una vez que contrae una enfermedad, no hay nada que pueda hacer al respecto. Lo máximo que puede esperar es sobrevivir. Ésta es la mentalidad dominante en muchas sociedades. Las enfermedades simplemente surgen. Una vez que contrae una enfermedad, ha cambiado de manera permanente. No puede hacer nada para prevenir que surja ni tampoco puede alterarla cuando ya apareció. Ésta es la opinión estándar sobre el concepto de enfermedad según la definición de la medicina occidental moderna. Usted no ejerce ningún control sobre su bienestar y sólo puede esperar no desarrollar un deterioro físico debilitante.

La perspectiva de *Salud es riqueza* respecto del concepto de enfermedad es completamente diferente y está fundamentada por un conjunto creciente de ciencia médica. Desde esta perspectiva, cada ser humano, *en su estado natural de ser*, es una entidad totalmente holística que funciona de manera óptima. En tradiciones médicas más antiguas, se creía que el cuerpo se autorregulaba y que la enfermedad surgía sólo cuando la autorregulación se interrumpía. En términos contemporáneos, denominamos esta condición un "bucle de retroalimentación". Cuando alcanza la madurez, el cuerpo humano tiene todo lo que necesita para mantener su máxima función en relación con los órganos, los nervios, los huesos, los músculos y las células del cerebro. Puede manejar los efectos del estrés moderado, purificar sus sistemas de toxinas y generalmente reaccionar, según sea necesario, ante cualquier cosa que le suceda. Puede desempeñar estas funciones con una comodidad increíble, siempre y cuando reciba suficiente cantidad de los tres elementos clave que necesita: nutrición, actividad física y descanso adecuados.

No obstante, cuando este sistema en óptimo estado no recibe el combustible, el movimiento y el descanso que necesita, sus mecanismos autorregulables de retroalimentación se desestabilizan y desequilibran, y se produce la disonancia. Cuando esto sucede, decimos que "estamos enfermos".

A partir de la postura de que los sistemas del cuerpo se diseñaron para estar alineados de manera saludable, ponerle fin a un problema de salud puede verse como simplemente una cuestión de hacer que sus sistemas vuelvan a una alineación dinámica.

Su organismo tiene que estar bien, no enfermo. *Salud es riqueza* no pone el énfasis en los síntomas ni en el punto final de la afección, por el contrario, examinamos los procesos que subyacen a la apariencia de una dolencia; procesos que comienzan a desarrollarse y luego progresan, sin obstáculos, a lo largo de los años o las décadas. Por lo tanto, usar el término "enfermedad" para describir aflicciones fisiológicas no es explicativo ni ilustrativo. Estas aflicciones son, de hecho, disfunciones de los sistemas que pueden volver y volverán a su función óptima, una vez que hayan recibido lo que necesitan. Por ende, una enfermedad cardiovascular es más bien una *disfunción cardiovascular.* La diabetes tipo 2 es una *disfunción reguladora del azúcar en sangre.* La obesidad es una *disfunción metabólica,* y así sucesivamente. Nuestra meta no es sólo redefinir qué es enfermedad, sino también explorar las causas de las afecciones más graves.

El uso de esta terminología no es simplemente una semántica diferente. Las palabras tienen poder, y la manera en la que pensamos sobre disfunción física afecta cuán facultados nos sentimos para tratar de prevenirla, como pacientes y clínicos. Cuando eliminamos la palabra "enfermedad" de nuestro vocabulario y la reemplazamos por "disfunción", revelamos la verdad que cambia la vida: la enfermedad, la cual según suponemos es inevitable e irreversible, es, en realidad, *prevenible* y *reversible.* Se puede recuperar la función correcta. Si prevenimos la disfunción que conduce a ella, se puede prevenir la dolencia.

A modo de ejemplo, la ciencia médica ha insistido por décadas en que la enfermedad cardiovascular no puede revertirse y ha insistido, en cambio, en que la prevención de más daños es lo único que se puede hacer. Pero las investigaciones llevadas a cabo, como el trabajo sobre óxido nítrico del Dr. Ignarro que recibió el Nobel, han demostrado que el consumo de un suplemento del aminoácido L-arginina puede, de hecho, revertir la disfunción cardiovascular. La mayoría de las suposiciones comunes sobre lo que nos hace enfermar y lo que podemos hacer en respuesta son, simplemente, erróneas.

La verdadera causa de la enfermedad, revelada

Nuestros cuerpos evolucionaron para funcionar de manera óptima por muchas décadas mientras se les brinda un espectro completo de los nutrientes esenciales: vitaminas, minerales, ácidos grasos, aminoácidos, etc. Dado que muchos de nosotros estamos desarrollando dolencias, lógicamente se desprende que algo les está robando estos nutrientes vitales a nuestros cuerpos. Ese "algo" es la vida moderna.

- En 1988, el Cirujano General de los Estados Unidos concluyó que 15 de 21 muertes involucraban deficiencias nutricionales.
- Existe una proliferación de investigaciones basadas en la nutrición que resaltan enfermedades ligadas a la condición nutricional.
- Las investigaciones realizadas muestran que tomar 267 mg de vitamina E diariamente reduce en un 50% el riesgo de contraer una enfermedad cardiaca. Pero, en promedio, los occidentales consumen sólo 9.3 mg de vitamina E por día.
- Las investigaciones realizadas muestran que tomar 500 mg de vitamina C diariamente puede reducir las tasas de mortalidad prematura en un 50% en general. Pero, en promedio, los occidentales consumen sólo 58 mg de vitamina C por día.
- Las investigaciones realizadas muestran que tomar ácidos grasos omega 3 ayuda a prevenir problemas circulatorios y reduce la incidencia de un accidente cerebrovascular y de una enfermedad cardiaca.
  Pero, en promedio, los occidentales consumen sólo 150 mg de estos lípidos vitales, que es menos que el 50% de la ingesta recomendada.

Fuente: healthandgoodness.com

Antes de que comenzara la Era Industrial, nuestro medio ambiente y estilo de vida nos proporcionaban nutrientes en abundancia que nuestros cuerpos necesitan para mantenerse saludables, para desarrollar y mantener sistemas inmunológicos fuertes y para funcionar al máximo de su rendimiento. La mayoría de las muertes en la sociedad preindustrial fueron producto de accidentes e infecciones. Gracias a nuestras leyes actuales de seguridad mejorada y administración sanitaria, estas causas de muerte han caído en picada. En cambio, ahora nos morimos a causa de enfermedades relacionadas con el estilo de vida que son casi completamente prevenibles: ataque cardiaco, diabetes, accidente cerebrovascular y cáncer. El origen subyacente de éstas y otras enfermedades que nos matan es un modo de vivir que evita que consumamos la cantidad suficiente de nutrientes que necesitamos tan desesperadamente, mientras que, al mismo tiempo, pone más estrés sobre nuestros cuerpos, lo que hace que necesitemos cantidades aun mayores de los nutrientes que necesitábamos originalmente.

A continuación presentamos los factores que están causando nuestra "epidemia de disfunciones":

- Los agentes contaminantes en el aire y el agua (incluido el humo del cigarrillo) dañan las células y ponen a nuestros cuerpos en un constante estado de control de daños de emergencia.
- Las toxinas segregadas por plásticos, pesticidas y materiales de construcción causan una variedad de problemas, desde desencadenar ataques de asma hasta desatar el crecimiento de un tumor.
- Las preocupaciones económicas y un estilo de vida centrado en el consumo conducen a un entorno en el que nuestra respuesta de adrenalina de "lucha o huída" se activa constantemente, lo que llena a nuestros cuerpos de potentes hormonas de estrés que hacen estragos con todo, desde las paredes de los vasos sanguíneos hasta el sistema inmunológico.
- Según el Registro Estadounidense de Profesionales Certificados en Agronomía, Cultivos y Suelos, el contenido de nutrientes minerales de los suelos agrícolas en los EE. UU. se está agotando progresivamente.
  Esto significa que incluso las personas que tienen lo que debería ser una dieta saludable probablemente no estén consumiendo la cantidad suficiente de minerales que necesitan.
- Comemos demasiados alimentos procesados que son ricos en calorías, grasas y sodio, y demasiado pocas frutas, vegetales, pescado, nueces y semillas, y no tomamos suplementos nutricionales para contrarrestar los efectos negativos de nuestra dieta insuficiente.
- Nos movemos muy poco y pesamos demasiado. Según los Centros para el Control y Prevención de Enfermedades, el 66% de los adultos estadounidenses tienen sobrepeso o son obesos.

La ironía de todo esto es que cuando damos a nuestros cuerpos las cantidades correctas de nutrientes esenciales, están equipados para mantener una función normal ante exigencias normales. Pero nuestro estilo de vida sedentario, nutricionalmente deficiente, privado del descanso y con un alto grado de estrés junto con nuestro entorno tóxico desafortunadamente se combinan para *incrementar* la cantidad de nutrientes vitales que necesitamos consumir para mantener los sistemas corporales en normal funcionamiento. Ya no basta con tomar la dosis diaria de nutrientes principales recomendada por el gobierno.

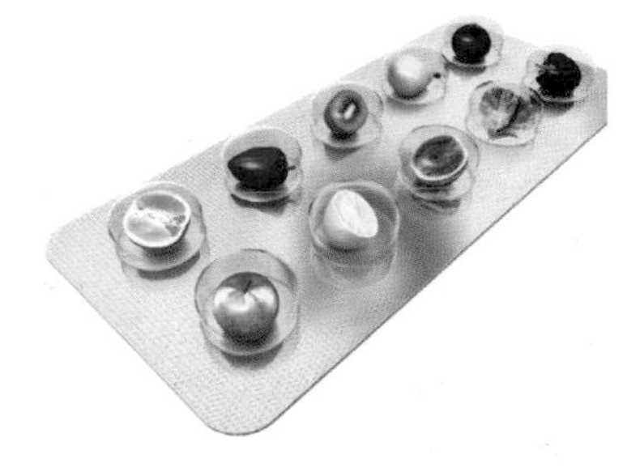

Denominamos a esta circunstancia negativa *síndrome de deficiencia de nutrientes* o SDN. *Ésta es la verdadera causa de lo que actualmente llamamos enfermedad.*

Nuestro modo de vida insalubre está incrementando nuestra necesidad de nutrientes cruciales precisamente en el momento en que el mundo nos dificulta más que nunca obtener esos nutrientes.

El efecto 3D

Aquí no estamos hablando acerca del efecto que experimenta cuando se sienta en el cine con unos lentes graciosos de colores raros. Las tres D que analizamos repretan los tres estadios del síndrome de deficiencia de nutrientes. Estos tres estadios nos permiten rastrear el SDN a medida que avanza, hasta que se convierte en lo que reconocemos como enfermedad. Al observar la progresión de estos estadios nos damos cuenta de que lo que llamamos enfermedad no es un *estado*, sino un *proceso*. Durante ese proceso, el cuerpo, carente de los niveles correctos de algunos nutrientes que necesita desesperadamente a fin de funcionar de manera óptima, se deteriora poco a poco a nivel celular. A la larga, aparentemente de la nada, presentamos síntomas. Sólo en ese momento pensamos: "estoy enfermo". Pero, en realidad, el proceso que conduce a la aparición de esos síntomas, casi sin lugar a duda, comenzó años antes.

Estas tres D son los cimientos del síndrome de deficiencia de nutrientes. Las D que definimos aquí comienzan a surgir cuando el cuerpo no recibe la cantidad suficiente de nutrientes esenciales que necesita. A menos que se suministren los nutrientes particulares de los que el cuerpo carece, una D progresará inevitablemente hacia la siguiente. Las tres D son:

1. **Depleción**: la depleción se produce cuando la ingesta de uno o más nutrientes esenciales disminuye por debajo del nivel que uno o más sistemas necesitan para funcionar al máximo. Un ejemplo de *depleción* se observa cuando el nivel de coenzima Q10 en el cuerpo, la cual es vital para la salud del músculo cardiaco, cae por debajo del nivel que se necesita para un total bienestar, debido a las deficiencias en la dieta y las exigencias de una vida estresante.

2. **Deficiencia:** la deficiencia se produce cuando la depleción crónica de uno o más nutrientes esenciales comienza a provocar el deterioro de los sistemas corporales a nivel celular. Un ejemplo de *deficiencia* se observa cuando las células del músculo cardiaco comienzan a presentar signos de daño después de haber sido privadas de los niveles necesarios de coenzima Q10 por diez años.

3. **Disfunción**: la disfunción comienza cuando se ha producido un daño celular tan significativo que el daño que era invisible anteriormente comienza a manifestarse en forma de síntomas. Un ejemplo de *disfunción* es una persona que comienza a sufrir dificultad para respirar y dolor en el pecho, después de un periodo adicional de diez años de deterioro celular a causa de una deficiencia.

La medicina convencional diagnosticaría esto como *insuficiencia cardiaca*, pero nuestra perspectiva nutricional lo define como *disfunción cardiovascular*: el resultado final predecible de no brindar la nutrición necesaria al músculo cardiaco con el transcurso del tiempo.

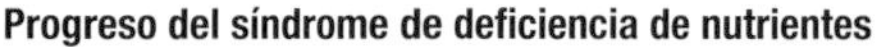

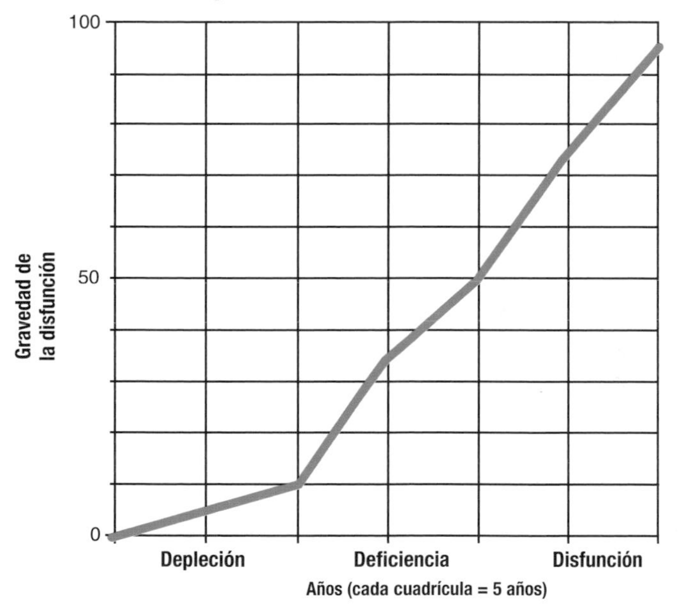

El SDN es un proceso que se acelera. Cuando ingresa en el estadio de depleción, debido a la falta de un nutriente en particular, la condición de depleción, por lo general, contribuye con el comienzo de otra. Su cuerpo es un sistema holístico. Puede pensar en agotarlo desde un punto de vista nutricional, comparable a un ejército que arrastra su flanco izquierdo para atacar al enemigo, así obliga al flanco derecho a cubrir el hueco que quedó en la línea. Cuando el flanco derecho se dispersa demasiado, el enemigo puede deslizarse a través del claro. Del mismo modo, cuando se agota un nutriente clave, se desequilibran otros sistemas. Crece su necesidad de otros nutrientes, se agotan sus niveles y el proceso se agrava sobre sí mismo. El resultado es un círculo vicioso de deficiencia —un efecto dominó— que aumenta el daño a nivel celular. Después de que pasa suficiente tiempo, siente los síntomas de lo que piensa que es una enfermedad nueva, pero, en realidad, al momento en que manifiesta los síntomas de una disfunción cardiovascular o disfunción reguladora del azúcar en sangre, su desarrollo disfuncional ha existido por décadas.

Recuperable, reversible, prevenible

Cuando sufre una depresión clínica, su dolor no es el resultado de una deficiencia de Prozac™. Sufre porque carece de neuroquímicos vitales que su cuerpo no puede producir, debido a una deficiencia de nutrientes específicos, y esta deficiencia evita que su cerebro funcione de manera óptima. Ésta es la razón por la cual la nutrición, en lugar de la medicación, es la clave para revertir y prevenir —en este caso— la disfunción mental. La medicación no puede proporcionar las vitaminas, los ácidos grasos o los antioxidantes esenciales que su cuerpo necesita. Sólo puede disimular los síntomas causados por la ausencia de estos elementos.

La naturaleza del síndrome de depleción de nutrientes significa que existe una esperanza real de recuperar y mantener el bienestar óptimo y prevenir problemas de salud graves ya comenzada la vejez. Como en el caso de los okinawenses, para el mantenimiento del cuerpo a su máximo nivel a la edad de 70, 80 y más es cuestión de restituir el equilibrio de su cuerpo. Puede interrumpir el proceso del SDN en cualquier punto a lo largo de su curva al volver a introducir los nutrientes vitales que actualmente están a un nivel deficiente en su cuerpo. Por supuesto, mientras más espere para comenzar y mayor sea su disfunción, más tiempo le llevará reparar el daño hecho y recuperar el equilibrio nutricional que le devolverá la funcionalidad óptima. No obstante, con el tiempo, si cumple con su "receta" nutricional necesaria (y si agrega en una medida adecuada otros elementos importantes, como la actividad física y el manejo del estrés), puede volver y volverá a un estado de verdadera buena salud.

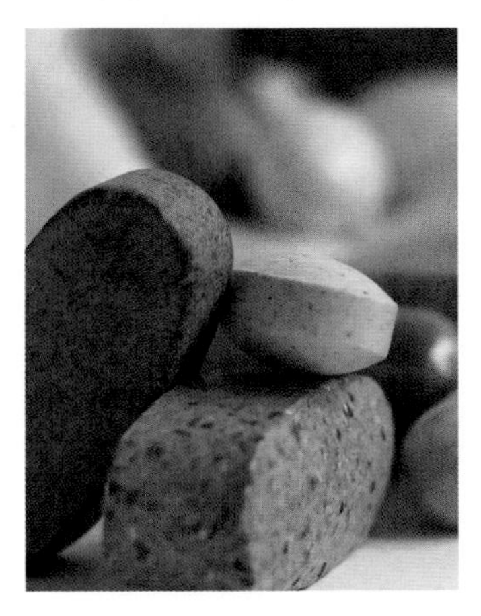

Sin duda, la mejor medida es prevenir la disfunción por completo al elegir una dieta que brinde la nutrición adecuada a lo largo de su vida. Desde la perspectiva de *Salud es riqueza*, esto significa incluir un *suplemento nutricional* como parte de su dieta. En condiciones ideales, sus células reciben una serie completa de nutrientes vitales que mantienen su máquina biológica funcionando a un nivel óptimo. Pero ya no tenemos un estilo de vida que conceda condiciones ideales. En cambio, nuestras vidas están complicadas por condiciones como estrés crónico, contaminación ambiental y pobreza alimenticia. Nuestras células requieren nutrientes esenciales *adicionales* para protegerse de los daños, que dejan menos nutrientes disponibles para mantener una función saludable normal. Como sucede con cualquier ecosistema, cuando los recursos disponibles se tienen que estirar al máximo, se pierde el equilibrio y las funciones comienzan a degradarse.

Ahora necesitamos una selección mayor de nutrientes —desde la coenzima Q10 hasta aceite de pescado y antioxidantes— y es casi imposible conseguirlos a todos, a niveles suficientes, simplemente de los alimentos que comemos. Los alimentos en sí mismos no pueden brindarnos todo lo que necesitamos para mantener un equilibrio nutricional saludable. Pero mediante un régimen de incorporación de suplementos nutricionales, es posible proporcionarle al ecosistema del cuerpo lo que necesita para recuperar y mantener la energía óptima, un buen estado físico, resistencia, claridad mental y funcionalidad del sistema inmunológico. El suplemento es la clave para prevenir que alguna vez aparezcan disfunciones letales, en primer lugar. El suplemento planificado es una buena inversión que mantendrá su "cuenta bancaria" biológica bien aprovisionada.

BioDebt y BioWealth

Por esta razón inventamos los términos **BioDebt** y **BioWealth** como reemplazos de los términos desactualizados *enfermedad* y *salud*. Una enfermedad es un proceso que comienza con la depleción, con el cuerpo haciendo extracción tras extracción de una cuenta bancaria nutricional donde no se hacen suficientes depósitos. Finalmente, la cuenta queda en descubierto y las sanciones llegan en forma de síntomas: dolor en el pecho, dolor en las articulaciones, pérdida de energía, etc.

BioWealth brinda una nutrición adecuada, a través de una dieta equilibrada y suplementos, para que su cuenta bancaria celular no quede nunca en descubierto. Existe una riqueza de nutrientes disponible para tratar las presiones de la vida moderna, los cambios causados por el envejecimiento y las necesidades de una función diaria. La incorporación de estos nutrientes a su cuerpo denota que nunca se produce la depleción y que usted nunca progresa hacia la deficiencia y disfunción. La **BioWealth** brinda vitalidad y bienestar para toda la vida. Una nutrición adecuada es una inversión renovable en sus propias acciones que reporta dividendos en forma de mayor vigorosidad, más oportunidades para disfrutar la vida, finanzas más sólidas y ausencia de ansiedad.

Cómo descifrar el código de la enfermedad

Dos futuros posibles se encuentran delante de usted y de nuestra sociedad entera. Podemos resistir hasta el final con nuestro enfoque fatalista actual sobre la salud, que percibe la enfermedad como algo implacable e inevitable —el enfoque que actualmente nos está dejando en quiebra, tanto individual como socialmente. O bien, podemos adoptar el holismo del síndrome de deficiencia de nutrientes y transformar la manera en que percibimos la enfermedad, inclinándonos hacia los conceptos de **BioDebt** y **BioWealth** y asumiendo la responsabilidad de nuestra vitalidad y bienestar financiero futuros. Veamos cómo estos dos escenarios pueden materializarse en el caso de dos estadounidenses típicos:

Paciente A			
Edad 44	Sobrepeso moderado	Sedentario	Dieta insuficiente

El paciente A decide adoptar un enfoque pasivo respecto de su bienestar, sirviéndose de varias suposiciones:

a. La enfermedad es inevitable.
b. Mantenerse saludable es una cuestión de suerte.
c. Si se enferma, es tarea de su médico "curarlo".

A esta altura de su vida, tiene un síndrome de depleción de nutrientes avanzado, pero es lo suficientemente joven para que sus deficiencias nutricionales de hace muchos años no se hayan convertido en síntomas aún. Sin embargo, durante los próximos 10 años, comienza a sentir los signos de la disfunción, los que él y su médico descartaron como "sólo parte del proceso de envejecimiento": artritis en las rodillas, prediabetes, obesidad y arritmia cardiaca ocasional.

A los 60 años, le han reemplazado ambas rodillas, a un costo de $30,000. Toma siete medicamentos de venta bajo receta por día y no puede realizar muchas de las actividades que disfrutaba cuando era más joven. Toma cada vez más "días de licencia por enfermedad" por problemas de salud y necesita internarse, lo que reduce sus ingresos y aumenta el costo de su seguro médico. Los costos de atención médica también han reducido su capacidad de ahorrar para la jubilación, y el estrés a causa de preocuparse por estos problemas de salud constantes produce un impacto negativo sobre la salud de su mujer.

Resultados posibles:

- deterioro permanente de la salud;
- impacto financiero: $300,000 en salarios perdidos, costos de atención médica, primas de seguro y recetas;
- últimos años probablemente con achaques; y
- muerte prematura.

Paciente B			
Edad 42	Sobrepeso moderado	Sedentaria	Dieta regular

La paciente B decide adoptar el enfoque de *Salud es riqueza* respecto de su bienestar de aquí en adelante, sirviéndose de estas suposiciones comprobadas científicamente:

a. La enfermedad es reversible y prevenible.
b. Los suplementos son la clave para un equilibrio nutricional y la **BioWealth**.
c. Su salud es su responsabilidad.

Tiene un síndrome de depleción de nutrientes avanzado, pero, poco a poco, a medida que comienza a hacer nuevos "depósitos" en su cuenta bancaria nutricional, comienza a recuperar su funcionalidad óptima. A los 47 años, un examen físico indica que sus arterias están tan despejadas como las de una persona saludable de 30 años, tiene la energía y vitalidad de alguien 20 años más joven y mantiene un peso saludable y un buen estado físico.

A los 60 años, ha atravesado la menopausia y no presenta ningún signo de las enfermedades típicas del proceso de envejecimiento. Por esta razón, no tiene ningún gasto en medicamentos de venta bajo receta, ni en visitas adicionales al médico o al hospital, lo que le permite gastar más dinero en alimentos orgánicos saludables y suplementos de primera calidad. Tiene la intención de trabajar hasta los 70 años como mínimo para incrementar su fondo de jubilación. Puede viajar con su marido y estar tan activa como muchas personas que son dos décadas más jóvenes que ella.

Resultados posibles:

- **BioWealth** y vitalidad permanente a sus 80 años y más;
- impacto financiero: $150,000 en ahorros adicionales debido a costos bajos de atención médica y capacidad continua para trabajar;
- gran placer al tener un estilo de vida enérgico y activo; y
- expectativa de vida muy por encima del promedio.

Estos ejemplos hipotéticos no están muy alejados de la realidad. Ahora que hemos "descifrado el código" de la enfermedad e identificado lo que realmente es, no hay razón alguna para que una persona debiera sentir que su única opción es sentarse pasivamente y esperar el ataque de una enfermedad mortal. La redefinición del concepto de enfermedad nos libera de la cárcel de una decadencia física inevitable.

Asimismo, mientras el seguro médico nacional para contribuyentes individuales se revela a sí mismo, lenta pero infaliblemente, como la estructura natural para brindar seguro médico a nuestra sociedad civilizada, y mientras los costos del sistema tradicional de "atención de la enfermedad" suben cada año, aun cuando millones sufren adversidades económicas, nuestro enfoque también presenta la posibilidad de una mayor liberación de la tensión financiera. Hemos analizado algunos de los modos más directos y obvios en que mantener un bienestar perdurable puede afectar su billetera, pero existen otros que son menos obvios, pero producen exactamente el mismo impacto. Estos incluyen:

- menos tensión mental y emocional a raíz del estrés de problemas de salud graves, que conducen a menos o ningún costo de terapia, medicamentos para la ansiedad, etc.;
- menos o ningún costo por servicios necesarios para recuperarse de una dolencia, como fisioterapia y atención domiciliaria;
- mayores ahorros en el costo del seguro de vida;
- menos probabilidad de necesitar atención costosa a largo plazo al término de nuestra vida, que puede costar tanto como $70,000 al año;
- aumento de energía y concentración mental, lo que conduce a un mejor desempeño laboral y mayores ganancias; y
- mayor vitalidad y la capacidad de trabajar por más tiempo y ahorrar más para la jubilación, lo que conduce a una vida más segura en el futuro.

Estas son sólo algunas de las otras maneras en las que la salud equivale a la riqueza. Las dos están muy conectadas, y una deficiencia en una inevitablemente produce una deficiencia en la otra. Nuestro bienestar financiero y nuestro bienestar físico son dos componentes del mismo sistema holístico, y cuando corregimos las deficiencias en cualquiera de los dos, mejoramos tanto nuestra fortuna actual como nuestras futuras posibilidades de gozar de bienestar y prosperidad.

El futuro

La redefinición del concepto de enfermedad implica la comprensión y aceptación de que cada persona tiene el control final sobre sus posibilidades de desarrollar una disfunción física grave al igual que sobre cuánto tiempo permanecerá vital y saludable a medida que el tiempo pasa. ¿Quién no elegiría ser el Paciente B del ejemplo anterior?

La clave es la palabra *elegir*. La noción sobre el síndrome de deficiencia de nutrientes y sobre la verdadera naturaleza de la enfermedad pone de manifiesto una verdad innegable:

Usted, y no su médico, ni las compañías farmacéuticas más importantes ni el gobierno, es la persona con la mayor autoridad para tomar decisiones sobre cuánto tiempo y cuán bien vivirá, valiéndose de las elecciones que tome.

Puede ver esta responsabilidad como una carga aterradora o como una oportunidad increíble para retomar el control sobre su bienestar y vitalidad, y así volver a una forma de vida holística y equilibrada. Recuerde que estar bien, íntegro y vital es la manera en que su cuerpo fue diseñado para funcionar. El bienestar es su derecho inalienable. Cuando aprenda qué es realmente la enfermedad y cómo surge, habrá dado un paso importante para eliminarla de su vida.

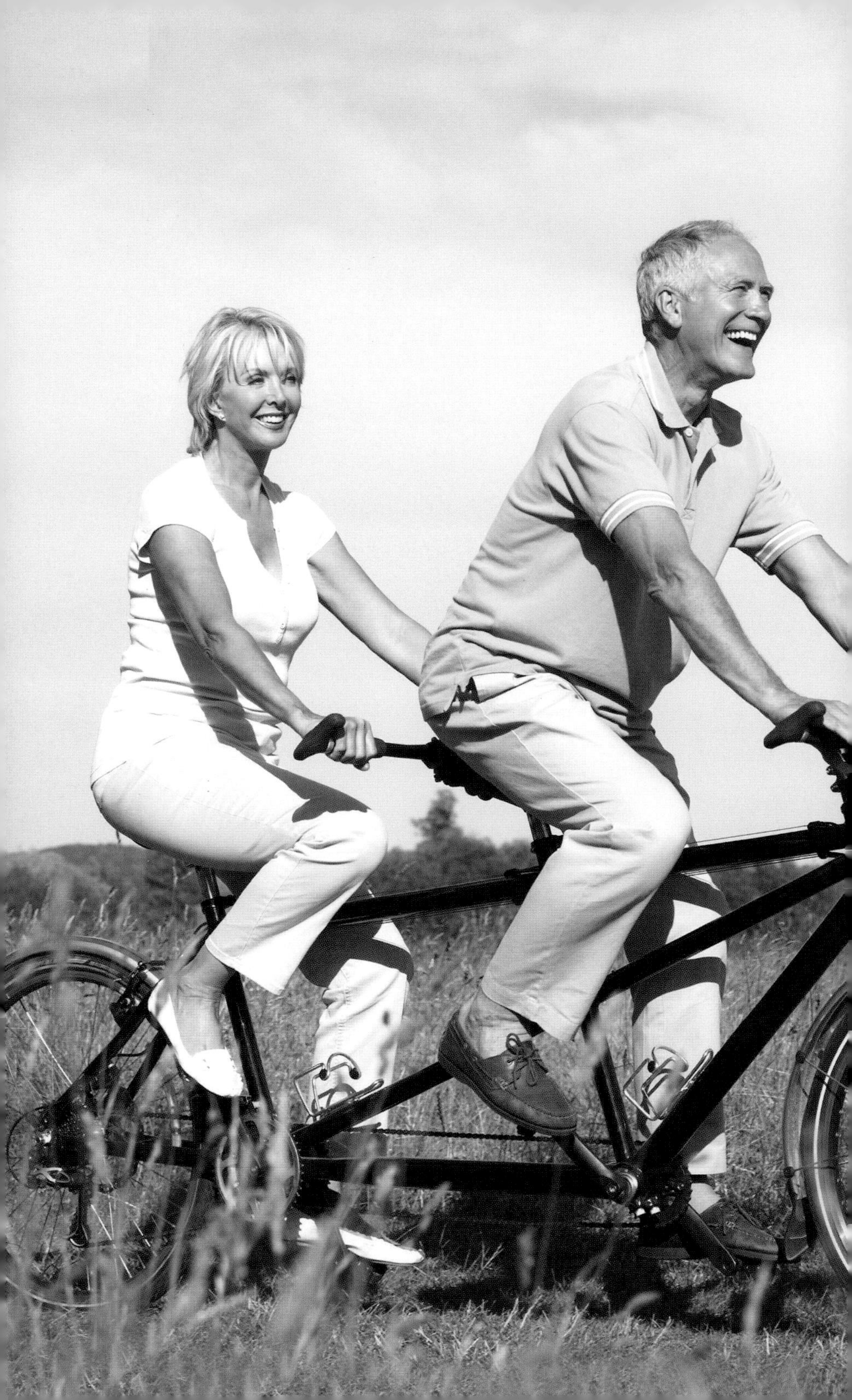

SECCIÓN 2

NUEVO IDIOMA DEL BIENESTAR

Capítulo Tres

Síntomas y síndromes

Al implementar nuestra nueva comprensión de los conceptos de salud y enfermedad para optimizar nuestro bienestar, es importante que usemos un léxico claro, un vocabulario definido, para analizar estos importantes conceptos nuevos. Antes de comenzar a hablar sobre la sorprendente conexión entre afecciones comunes, dediquemos unas cuantas páginas a analizar algunos datos importantes sobre la naturaleza de los síntomas y síndromes.

Primero, a continuación encontrará unos cuantos datos básicos sobre síntomas y enfermedad.

1. La enfermedad es una constelación de síntomas, a los cuales, en conjunto, la medicina convencional clasifica como "diagnóstico". En la medicina convencional, un diagnóstico está tan vinculado a un código burocrático de reintegro por parte de la aseguradora como al proceso de enfermedad en sí mismo. Impedir que los síntomas vuelvan a aparecer se transforma en el punto central. Es comprensible que este fin haga que la atención de los cuidadores se centre más en ocuparse de estos síntomas que en dilucidar y tratar su causa sistémica y subyacente. Cada síntoma tiene un principio primordial que lo pone en marcha. Cuando los médicos tratan simplemente de eliminar los síntomas (por ejemplo, al prescribir antiinflamatorios para el dolor de rodilla), están imitando a los jardineros que sólo podan las ramas mientras que las raíces del árbol se marchitan y mueren.

2. Los síntomas son señales mediante las cuales nuestro cuerpo nos informa qué funciona mal, si nos decidimos a escucharlo. El valor de los síntomas radica en su capacidad de transmitir *información*. Un dolor fuerte de articulaciones no es lo mismo que una osteoartritis. Es más bien un presagio de una disfunción del tejido conectivo que es la causa fundamental de la artritis, la cual, a su vez, puede producirse por depleción de nutrientes, una lesión, obesidad o alguna combinación de estos factores.

Los síntomas se encuentran a uno o dos pasos de las causas reales o disfunciones asociadas a la **BioDebt**. Si pensamos en términos de capas, los síntomas son superficiales. Son la punta del iceberg. Las disfunciones causantes yacen por debajo de la línea del agua, en la profundidad de los mecanismos esenciales de nuestros cuerpos. La pregunta que debemos aprender a formularnos cuando experimentamos un síntoma es la siguiente: "¿qué disfunción subyacente provoca esto y cómo puede corregirse?"

3. Los antecedentes personales y la individualidad bioquímica de cada paciente son esenciales, pero generalmente se pasan por alto. No existen dos personas exactamente iguales, aun cuando manifiesten los mismos síntomas. Sus antecedentes en cuanto a dietas, ejercicio, comportamiento y genética son diferentes a los de cualquier otra persona. Este hecho debe tenerse en cuenta cuando usted y el profesional de la salud trabajen juntos para elaborar un plan de tratamiento que abarque las disfunciones que se presenten como un espectro de síntomas. Es posible que los tratamientos "uniformes" enmascaren los síntomas básicos. No obstante, si no se tiene en cuenta lo que la persona come, cómo maneja el estrés, su trabajo y su entorno físico-químico, será muy difícil o imposible tratar adecuadamente la disfunción central.

4. Los médicos convencionales están capacitados para identificar síntomas y nosotros, como pacientes, tenemos la tendencia a hacer lo mismo. Su médico le dice que tiene la presión alta. Usted le dice a su cónyuge: "tengo la presión alta". No oirá que nadie diga, ni sus médicos, que tiene "una disfunción endotelial debida a su obesidad y al consumo de una dieta proinflamatoria", aun cuando ésta sea la causa real de su presión alta. La disfunción endotelial es la afección básica; la presión alta es simplemente su manifestación.

La ventaja de la medicina funcional

La medicina convencional interviene fundamentalmente cuando las disfunciones afloran a la superficie y se hacen visibles o existen síntomas palpables, como el dolor, las lesiones o la insuficiencia de un órgano. A esta situación la denominamos "enfermedad". Sin embargo, el tratamiento que enmascara los síntomas no hace más que mantener la enfermedad a raya. Aliviar la disfunción de base requiere más discernimiento y tiempo, pero este enfoque completamente diferente tiene el potencial de eliminar los síntomas del organismo.

Otro aspecto esencial que diferencia a estos dos enfoques radica en los mecanismos que emplean para tratar las afecciones. Típicamente, la medicina convencional trata las enfermedades manipulando al organismo desde afuera. Para ello emplea la cirugía y utiliza fármacos que activan o inhiben una reacción bioquímica determinada o agentes tóxicos como la quimioterapia. En los casos agudos es posible que estos métodos salven la vida, pero, en parte, se debe a que el enfoque convencional es: "esperemos a que se rompa para arreglarlo".

Por el contrario, la medicina funcional trabaja para reforzar y optimizar la funcionalidad natural del organismo a fin de corregir las disfunciones. Usemos otra vez el ejemplo de la presión alta. Si visita a su médico y el resultado de su presión fuera 160/100, el profesional le daría uno o más medicamentos para tratar su síntoma sistólico/diastólico sin siquiera corregir el problema fundamental,que es una disfunción de su endotelio. Sin embargo, un especialista en medicina funcional le recomendaría un enfoque diseñado para corregir la disfunción: ejercicio, una dieta rica en alimentos vegetales frescos e integrales y un régimen personalizado con suplementos que incluya el aminoácido L-arginina.

El enfoque de la medicina funcional tiene varias ventajas. Primero, en lugar de imponer un cambio *sobre* el organismo que provoque efectos secundarios no deseados, trabaja *junto* con el cuerpo para restablecerle la armonía y utilizar su capacidad natural para curarse a sí mismo.

Segundo, la medicina convencional simplemente "se le practica" al paciente. Las conductas y elecciones subyacentes que podrían contribuir a la enfermedad cardiaca o a la presión alta a menudo no se tratan. Pero cuando un médico le solicita al paciente que adopte nuevos hábitos para restablecer una función saludable, el paciente tendrá la oportunidad de modificar permanentemente los comportamientos insalubres, lo que reduce el riesgo de que la disfunción y los síntomas regresen.

Tercero, la medicina convencional le presta poca atención a la naturaleza única de cada paciente. Pero para la medicina funcional, cada tratamiento es personal.

Por último, el enfoque funcional es preventivo y mucho más rentable. Al trabajar con los pacientes para optimizar su estado nutricional desde temprana edad, los profesionales de la medicina funcional los ayudan a evitar la disfunción y mantener la salud a largo plazo.

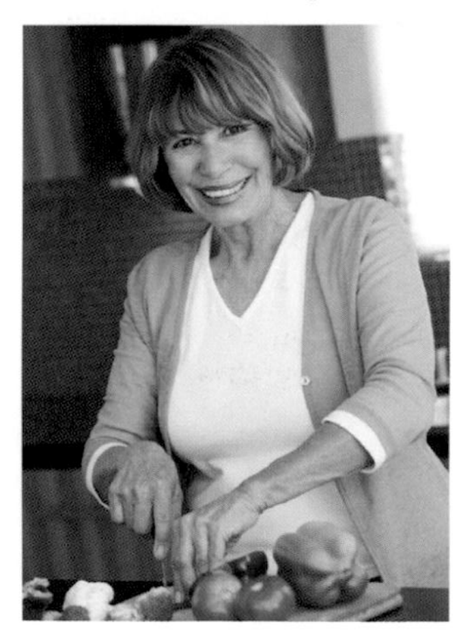

La optimización del estado nutricional puede restablecer la funcionalidad y el equilibrio saludable después de que se haya producido una disfunción, pero pasará un tiempo hasta que el organismo restablezca los procesos bioquímicos y fisiológicos normales. El tiempo necesario para restablecer la función óptima mediante los suplementos y un mejor estilo de vida es difícil de predecir y, en muchos casos, está relacionado con la duración de la disfunción. En otras palabras, es mejor prevenir que curar. El enfoque de *Salud es riqueza* se destaca por la prevención.

¿Qué es un síndrome?

Si acumula la suficiente cantidad de síntomas, tendrá un síndrome. Un síndrome es un conjunto de disfunciones fisiológicas y bioquímicas que afectan uno o más sistemas del organismo (como el sistema cardiovascular, que está constituido por el corazón y los vasos sanguíneos) y comparte un origen común en términos de deficiencia nutricional y hábitos de estilo de vida poco saludables. Todos los síndromes se originan por el avance del efecto 3D. Lo que la medicina moderna denomina "enfermedad" es, en realidad, una disfunción provocada por la deficiencia nutricional crónica a largo plazo que llamamos síndrome de deficiencia de nutrientes:

Cómo se convierte el efecto 3D en un síndrome
Depleción † Deficiencia † Disfunción
Disfunción = Síntoma(s)
Múltiples síntomas, simultáneos e interrelacionados = Síndrome

Los síndromes se manifiestan como disfunciones múltiples que aparecen de manera simultánea en el paciente, como consecuencia de las mismas deficiencias o elecciones de estilo de vida. El ejemplo más conocido es el síndrome metabólico, un conjunto de disfunciones cuyos síntomas incluyen obesidad alrededor de la cintura, presión alta y colesterol alto, y que predispone, además, a un mayor riesgo de padecer enfermedad cardiovascular. El hecho esencial que se debe comprender es que no son enfermedades en sí mismas. Son simplemente los síntomas, la representación visible y mensurable de la disfunción subyacente.

- La presión alta es un *síntoma* que puede indicar muchas disfunciones posibles. Una de ellas se encuentra a nivel del endotelio, que es la capa delgada de células que constituyen el revestimiento de los vasos sanguíneos. Cuando ocurre esta disfunción, las células endoteliales no producen suficiente óxido nítrico, un gas volátil que promueve la relajación de los vasos sanguíneos. La deshidratación crónica es otra disfunción común que se presenta junto a la presión alta.

- La obesidad troncal, que es la disposición de grasa (tejido adiposo) en la parte media del cuerpo, es un *síntoma*. Es provocado por una combinación de disfunciones que pueden incluir el desequilibrio hormonal, el trastorno metabólico y la insensibilidad a la insulina.
- El colesterol elevado es un *síntoma* de la disfunción hepática y de la incapacidad de este órgano para procesar los lípidos y los triglicéridos.

Aspectos en común

El otro factor esencial para comprender los síndromes es que se entremezclan y son progresivos. Cada uno de los síndromes está constituido por múltiples disfunciones individuales que tienden a manifestarse simultáneamente, todas ellas derivan de la misma causa nutricional fundamental y "se intensifican simultáneamente", es decir, que cuando una disfunción empeora hace que las otras también sigan el mismo curso.

- Las personas obesas presentan, a menudo, diabetes tipo 2.
- La mayoría de los diabéticos tipo 2 son obesos.
- A menudo, los diabéticos tipo 2 presentan disfunción cardiovascular que puede derivar en insuficiencia cardiaca.

Dado que las deficiencias de nutrientes que impulsan la disfunción son interactivas, los síndromes tienden a tener causas similares, que tienen su origen en el síndrome de deficiencia nutricional. Las personas obesas comparten deficiencias comunes con los diabéticos tipo 2 y con las personas que padecen disfunción cardiovascular. A menudo, los pacientes con osteoporosis presentarán la misma falta de nutrientes esenciales que las personas con osteoartritis.

Esta interactividad también constituye una ventaja. Dado que los múltiples aspectos de un síndrome pueden derivar de una deficiencia de la misma constelación de nutrientes, el restablecimiento de los niveles óptimos de dichos nutrientes no sólo restablecerá la funcionalidad de un área, sino que además aliviará o incluso eliminará otros síntomas que se manifiesten dentro de ese síndrome. Este hecho es la esencia de la medicina holística: tratar a la persona como un sistema unificado, utilizando una perspectiva unificada desde el punto de vista nutricional, bioquímico, cinético, sicológico, emocional y de conducta.

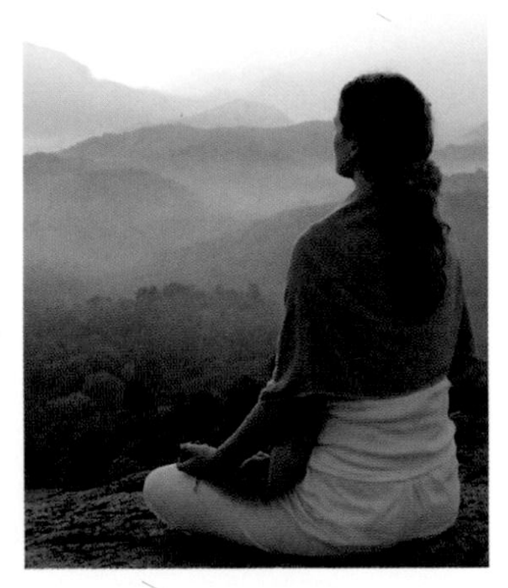

Los tres síndromes

Sabemos que el síndrome de deficiencia de nutrientes (SDN) es la causa fundamental de lo que comúnmente denominamos enfermedad. Ahora examinaremos tres de los síndromes más comunes y peligrosos desde esta nueva perspectiva. Sobre la base del modelo de deficiencia nutricional *Salud es riqueza*, se producen dos cambios importantes en nuestra taxonomía, es decir, nuestra clasificación de la enfermedad:

1. Los conjuntos de afecciones, como el dolor articular y la presión alta, que habitualmente se consideran como trastornos a tratar, son relegados a la categoría de síntomas que indican simplemente una disfunción primaria.
2. Los conjuntos de síntomas que la medicina convencional comúnmente categoriza como enfermedades, se identifican como disfunciones que constituyen sólo un aspecto de un síndrome mayor.

Se puede considerar el síndrome como una pirámide de tres pisos:

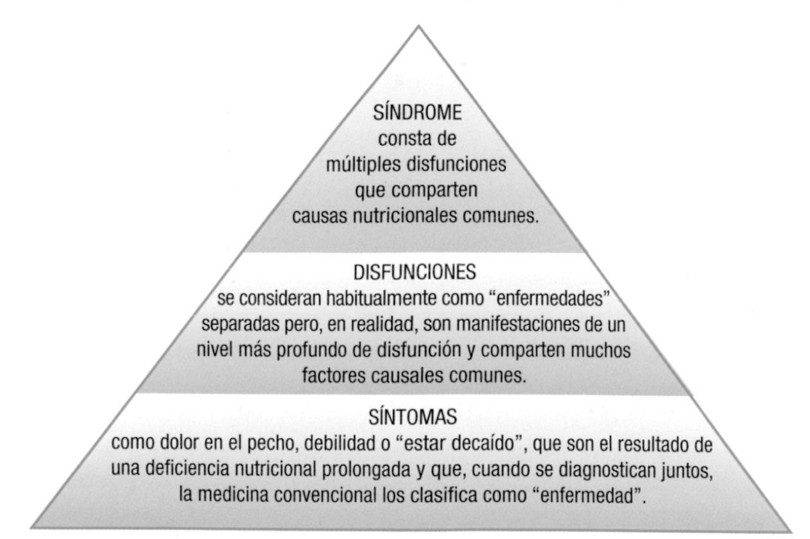

El síndrome de deficiencia de nutrientes y las elecciones de estilos de vida poco saludables se interconectan en cada uno de los niveles de la pirámide, con síntomas que abarcan desde la presión alta o el dolor de cabeza hasta afecciones complejas, como la obesidad o la depresión. Lo que considerábamos enfermedades separadas son, en realidad, componentes de una disfunción holística que afecta al organismo a nivel celular.

Los tres síndromes fundamentales que analizaremos (y las disfunciones que los componen) son:

El síndrome sedentario inflamatorio, que consta de:

- obesidad (también denominada disfunción metabólica);
- diabetes tipo II (también denominada disfunción de la regulación del azúcar en sangre);
- disfunción cardiovascular (también denominada disfunción endotelial).

El síndrome de desequilibrio por estrés, que consta de:

- estrés;
- insomnio (también denominado disfunción de la hormona del sueño);
- depresión (también denominada disfunción neuroquímica).

El síndrome de disfunción ósea, que consta de:

- osteoporosis (también denominada disfunción de la mineralización ósea);
- osteoartritis (también denominada disfunción del tejido conectivo).

En los capítulos siguientes nos referiremos principalmente a estas afecciones disfuncionales por los nombres con los cuales usted está familiarizado para evitar confusiones. Pero si tiene presente el enfoque holístico, que sostiene que en la esencia de cada síntoma existe un sistema del organismo fuera de su equilibrio bioquímico, comprenderá que cada síndrome no es un fin en sí mismo, sino un intento desesperado del cuerpo por llamar la atención hacia esa disfunción, de modo que a través de la nutrición y de un cambio de estilo de vida pueda producirse la curación y se restablezca el equilibrio.

Capítulo Cuatro

Síndrome sedentario-inflamatorio

(Obesidad + Diabetes tipo 2 + Enfermedad cardiovascular)

> *"Después del tabaquismo, la obesidad es la causa número uno de muertes evitables en este país con 300,000 muertes por año".*
>
> *—Dr. C. Everett Koop, ex Cirujano General*

La obesidad, la diabetes tipo 2 y la disfunción cardiovascular comparten un conjunto de síntomas comunes (exceso de grasa corporal, niveles elevados de insulina y azúcar en sangre, insensibilidad a la insulina, niveles altos de colesterol y triglicéridos, disfunción endotelial y deficiencia de óxido nítrico, entre otros) y deficiencia de nutrientes (de coenzima Q10, L-arginina, cromo, vitamina D, antioxidantes y ácidos grasos omega 3). Podríamos perfectamente denominarlo "síndrome del estilo de vida industrializado" (y así lo consideramos) porque es provocado por las elecciones clásicas del estilo de vida occidental: falta de ejercicio suficiente, ingesta de demasiados alimentos procesados y comida chatarra de alto contenido graso, ingesta de demasiada carne roja y grasas saturadas, ingesta de pocas frutas y vegetales frescos, frutos secos y semillas, además del tabaquismo.

Lo que hace que el síndrome sedentario inflamatorio sea tan peligroso es que una disfunción acarrea seguramente otra. De acuerdo con los resultados a los que llegó en 2002 el Grupo de Trabajo Internacional sobre Obesidad, el 58% de los casos de diabetes tipo 2 se puede atribuir a un elevado índice de masa corporal. A su vez, la diabetes aumenta el riesgo de disfunción cardiovascular e insuficiencia cardiaca, en gran medida, porque la combinación del colesterol alto y los niveles descontrolados de azúcar en sangre provocan una inflamación vascular importante que incrementa el riesgo de ocurrencia de coágulos sanguíneos, bloqueo arterial y ataque cardiaco. Así llegamos al "síndrome sedentario inflamatorio".

Se puede considerar que cada una de las disfunciones del síndrome sedentario inflamatorio es un "estadio" en el camino hacia la disfunción final y más grave, que, en este caso, es la enfermedad cardiaca que lleva al ataque cardiaco, el accidente cerebrovascular o la insuficiencia cardiaca. Ni bien comience a experimentar la depleción nutricional que conduce a la obesidad, a menos que detenga su evolución, comenzará a presentar síntomas como colesterol elevado y resistencia a la insulina, que son también síntomas de la diabetes tipo 2. Podría decirse que un mal paso conduce a otro.

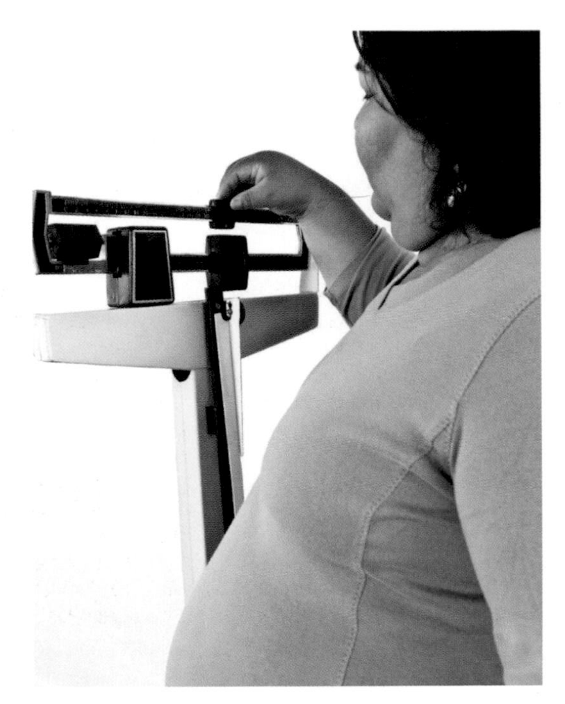

¿Qué disfunciones?

El déficit de cada uno de los nutrientes energéticos esenciales produce su propio espectro de disfunciones celulares. Para comprender cómo estas respuestas individuales a la depleción nutricional producen los síntomas a escala macroscópica, a los cuales denominamos enfermedad, es importante conocer cuáles son las deficiencias de nutrientes responsables de cada disfunción. ¿Qué disfunciones específicas se producen como consecuencia de las deficiencias halladas en el síndrome sedentario inflamatorio?

Cromo
La ingesta crónica de azúcar y almidones refinados lleva a la depleción de cromo y a niveles crónicamente elevados de insulina. La deficiencia de cromo afecta la sensibilidad celular a la insulina y el metabolismo de los azúcares en sangre.

Ácidos grasos omega 3
Una dieta con exceso de grasas saturadas y una ingesta insuficiente de ácidos grasos omega 3 (que se encuentran en el pescado y los vegetales frescos y los granos integrales) provoca la aparición de condiciones propensas a la inflamación en el organismo. La inflamación promueve la oxidación del colesterol. La deficiencia en ácidos grasos omega 3 afecta la funcionalidad de las membranas celulares y contribuye a la aparición de la disfunción endotelial.

Coenzima Q10 (CoQ10)
La depleción crónica de CoQ10 y, en algunas personas, la interacción negativa entre fármacos (las estatinas inhiben la síntesis de CoQ10 en el organismo) conducen a una menor producción de energía en las células cardiacas (disfunción mitocondrial) y a la insuficiencia cardiaca, a la producción reducida de óxido nítrico (síntoma - presión alta) y a un aumento de la oxidación (daño provocado por los radicales libres) en el sistema cardiovascular.

Vitamina D
Una ingesta insuficiente de vitamina D produce un aumento en la inflamación del sistema cardiovascular y se lo ha correlacionado con las dificultades en el metabolismo de los azúcares en sangre. De acuerdo con los investigadores, la obesidad es otra causa de deficiencia de vitamina D, dado que se determinó que aun cuando la ingesta de vitamina D mediante la dieta y la exposición al sol sean adecuados, la vitamina no puede ser aprovechada porque se pierde cuando es almacenada junto a una gran cantidad de grasa corporal.

Aminoácidos
Los niveles insuficientes de L-arginina generan una producción inadecuada de óxido nítrico. Cuando disminuye la producción de óxido nítrico, la presión aumenta, las plaquetas se vuelven más adhesivas (espesamiento de la sangre) y aumenta la oxidación del sistema cardiovascular. La ingesta adecuada de L-citrulina ayuda al organismo a reciclar la L-arginina para producir más óxido nítrico. La ingesta insuficiente de L- carnitina conduce a una reducción de la producción de energía en las células, incluidas las células del músculo cardiaco (disfunción mitocondrial).

Antioxidantes
La deficiencia de antioxidantes produce un daño oxidativo (radicales libres) a las células, el colesterol y el ADN mediante el sistema cardiovascular. Los antioxidantes extienden la duración del óxido nítrico, lo que aumenta su actividad en el sistema cardiovascular y más allá de él.

Nutrientes de apoyo
El té verde y la granada proporcionan protección antioxidante específica para importantes procesos fisiológicos y bioquímicos en todo el organismo, en especial, en el sistema cardiovascular.

Depleción compensatoria

El síndrome sedentario inflamatorio es también terreno fértil para otro concepto de extrema importancia: *la depleción compensatoria.* Desde una perspectiva clínica, las personas obesas tienden a presentar deficiencias de determinados nutrientes. Esta situación conduce a *deficiencias primarias.* Pero es frecuente que las elecciones que provocan la obesidad fuercen al organismo a recurrir a otros nutrientes esenciales para obtener los compuestos químicos vitales que necesita para funcionar. De este modo, se producen entonces *depleciones compensatorias* o *secundarias* de los nutrientes clave de otros estratos, los que, a su vez, con el tiempo, pueden volverse deficiencias. Estas depleciones en cascada constituyen el mecanismo por el cual se produce la evolución de la obesidad hacia la diabetes tipo 2 y luego de la diabetes a la disfunción cardiovascular. Existe una clase de nutrientes de apoyo que ayudan a disminuir la gravedad de estas deficiencias. Podemos representar la depleción compensatoria de la siguiente manera:

Depleción compensatoria		
Deficiencia primaria	**Depleción secundaria**	**Nutrientes de apoyo**
Picolinato de cromo Ácidos grasos omega 3 CoQ10 Vitamina D	Aminoácidos Antioxidantes Ácido alfa lipoico	Té verde

Cuantos más nutrientes le falten en la columna de deficiencia primaria, más fácil será que se produzca la depleción de los nutrientes secundarios de modo que ocupen el lugar de los primarios. La depleción compensatoria es como una deuda incobrable que genera más deuda. El déficit de un conjunto de nutrientes clave engendra otro. Este hecho conduce a una deficiencia que provoca una nueva disfunción. A su vez, ello provoca más depleción nutricional, deficiencia y disfunción, hasta que se alcanza el equivalente de una roca que rueda colina abajo, cobrando velocidad y encaminándose a la insuficiencia cardiaca, la discapacidad y la muerte temprana.

En lo que resta de este capítulo y en los dos siguientes, en los cuales nos ocupamos de los síndromes, seguiremos explorando el impacto de la depleción compensatoria. Observará que la nutrición adecuada, si se realiza de manera terapéutica y sistemática, impide que la roca comience a rodar. Comencemos por examinar los tres estadios del síndrome sedentario inflamatorio y cómo cada uno de ellos alimenta al siguiente.

Estadio 1: Obesidad (disfunción metabólica)

Se dice que existe obesidad cuando el índice de masa corporal (una relación entre el peso y la altura) es de 30 o superior. Durante muchos años se pensó que las enfermedades cardiacas eran el resultado del esfuerzo al que era sometido el corazón debido a un sobrepeso excesivo, pero ese razonamiento era simplista. Luego, los cardiólogos supusieron que la diabetes tipo 2 y la presión alta, que a menudo son consecuencia de la obesidad, eran los mecanismos por los cuales el exceso de peso dañaba el corazón. Pero ahora estamos descubriendo que el estado de obesidad por sí mismo puede llevar a la disfunción cardiovascular y a la insuficiencia cardiaca.

Un estudio publicado en el *New England Journal of Medicine* en 2002 demostró que el exceso de peso corporal aumentaba el riesgo de padecer insuficiencia cardiaca, sin considerar siquiera la diabetes ni la hipertensión como factores de riesgo. La obesidad puede provocar el engrosamiento de la pared del ventrículo izquierdo del corazón, que es una afección denominada *hipertrofia ventricular izquierda,* y puede ocasionar insuficiencia cardiaca. Además, ahora sabemos que el exceso de grasa abdominal le da la señal al hígado para que produzca niveles elevados de colesterol "malo", que es capaz de bloquear las arterias y generar los coágulos sanguíneos que causen un ataque cardiaco.

Contamos, además, con los resultados de un estudio realizado en Australia en 2004, sobre 142 hombres y mujeres con diferentes pesos corporales y sin problemas cardiacos, ni alta presión, ni diabetes ni insuficiencia cardiaca congestiva. Los investigadores determinaron que los corazones de las personas muy obesas tenían una capacidad drásticamente disminuida para bombear la sangre y volver a llenar el corazón con ella durante el periodo comprendido entre latidos. Encontraron, además, una disfunción más pequeña, pero, de todos modos, significativa, en los voluntarios levemente obesos. La causa probable: la inflamación provocada por los cambios metabólicos.

La obesidad ocasiona la inflamación prolongada del tejido cardiaco y de las paredes de los vasos sanguíneos, y potencia el riesgo de insuficiencia cardiaca. Algunos resultados del Estudio Multiétnico sobre Ateroesclerosis (endurecimiento de las arterias) revelaron que es más probable que las personas obesas tengan niveles más

De acuerdo con un estudio realizado en Grecia en adultos saludables, quienes consumieron más de los nutrientes colina (mediante la ingesta de carne vacuna, papas, leche entera, pescado, legumbres, brócoli, huevos y carne de ave) y betaína (mediante la ingesta de espinaca, pastas, pan integral y mariscos) tenían niveles más bajos de interleucina 6. La presión más baja también parece disminuir los niveles de este marcador de inflamación.

altos de las proteínas del sistema inmune, como la interleucina 6, la proteína C reactiva y el fibrinógeno. En niveles normales, estas proteínas son componentes beneficiosos del sistema inmune que provocan inflamación para ayudar a que las heridas cicatricen. Pero en niveles crónicamente altos pueden provocar daños graves en el sistema cardiovascular. De hecho, sólo la duplicación de los niveles de interleucina 6 aumentó el riesgo de insuficiencia cardiaca en un 84%.

"Los efectos biológicos de la obesidad sobre el corazón son profundos", afirmó el Dr. João Lima, profesor de medicina y radiología de la Facultad de Medicina Johns Hopkins. "Aun cuando las personas obesas se sientan saludables por otras cuestiones, existen signos químicos tempranos y mensurables del daño provocado a sus corazones, más allá de las consecuencias conocidas en los casos de diabetes y presión alta".

Para completar el panorama, agregue el síndrome metabólico, que afecta a alrededor de 50 millones de estadounidenses. Como mencionamos anteriormente, el síndrome metabólico es diagnosticado generalmente cuando el paciente presenta un nivel bajo de colesterol "bueno", un nivel alto de colesterol "malo", un nivel de triglicéridos alto, presión alta y resistencia a la insulina. La obesidad puede ser el desencadenante de cada uno de estos problemas de salud. El síndrome metabólico propicia la situación ideal para el riesgo de disfunción cardiovascular, porque puede atacar al corazón y los vasos sanguíneos desde muchas direcciones: reviste las paredes arteriales con placas adhesivas, aumenta la inflamación que daña los vasos sanguíneos, daña el sistema cardiovascular mediante el aumento de la presión y provoca anomalías en las paredes del corazón.

Sin embargo, la resistencia a la insulina puede ser la mayor preocupación a largo plazo en la obesidad. "Es probable que la resistencia a la insulina sea uno de los grandes mecanismos que hace que las personas padezcan diabetes", asegura el cardiólogo Joseph Johns. "Ahora sabemos que en las personas que tienen demasiadas células grasas, dichas células liberan una gran cantidad de productos químicos que hacen que el cuerpo se vuelva resistente a los efectos de la insulina. En particular, el músculo se vuelve resistente a los efectos de la insulina y, por lo tanto, el organismo bombea cada vez más insulina para poder sacar el azúcar en sangre del músculo. Con el tiempo, el páncreas se agota y la persona presenta diabetes. La resistencia a la insulina es la razón subyacente del síndrome metabólico".

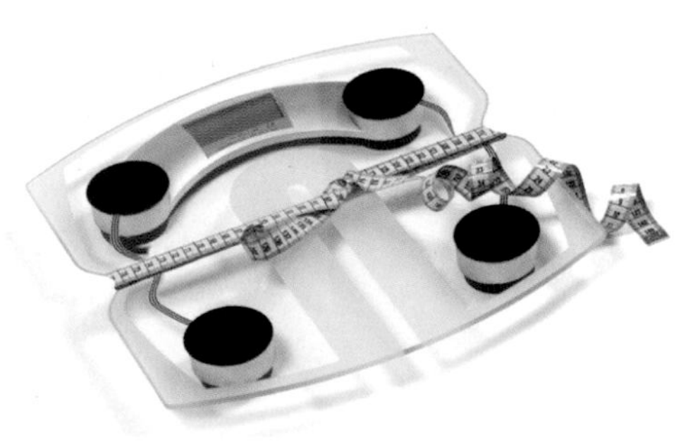

La obesidad inicia, además, el tobogán descendente de la depleción compensatoria de nutrientes energéticos. Hemos dedicado mucho tiempo a la obesidad, pero lo justifica. Es la fuente individual más grave de **BioDebt** que enfrenta la cultura occidental. Las personas obesas tienden a exhibir las siguientes deficiencias y depleciones:

Depleción compensatoria: obesidad		
Deficiencia primaria	**Depleción secundaria**	**Nutrientes de apoyo**
Picolinato de cromo Ácidos grasos omega 3 CoQ10 Vitamina D	Aminoácidos Antioxidantes Ácido alfa lipoico	Té verde

Estadio 2: Diabetes tipo 2 (disfunción reguladora del azúcar en sangre)

La diabetes tipo 1 es provocada por una anomalía genética que evita que el páncreas produzca suficiente insulina. No tiene nada que ver con el estilo de vida. Sin embargo, la diabetes tipo 2 es provocada por el desarrollo gradual de una resistencia a la insulina que, con el tiempo, "agota" la capacidad del páncreas para producir la insulina suficiente para regular los niveles de glucosa en sangre del organismo. La diabetes tipo 2 puede afectar a personas que no tengan sobrepeso ni sean obesas, pero está fuertemente vinculada con el índice de masa corporal elevado, el estilo de vida sedentario y la resistencia a la insulina que se genera frecuentemente.

La diabetes tipo 2 se ha convertido en una epidemia, debido, en gran parte, al rápido aumento del sobrepeso y la obesidad en los Estados Unidos. De acuerdo con los datos gubernamentales que se dieron a conocer en octubre de 2008, el índice de nuevos casos de diabetes en los Estados Unidos casi se duplicó en los últimos 10 años, correspondiendo el 90% de ellos a la variante de diabetes tipo 2. De hecho, de acuerdo al Centro para el Control y la Prevención de Enfermedades, aproximadamente el 8% de los estadounidenses (alrededor de 24 millones de personas) padecen la enfermedad. Se cree que otros 57 millones tienen anomalías del azúcar en sangre que se conocen como "prediabetes", las cuales los ponen en riesgo de manifestar la enfermedad. Quizás lo más perturbador de todo sea que el índice de presencia de diabetes tipo 2 en los niños está aumentando debido a un aumento en el índice de obesidad infantil. La diabetes se ha convertido en un estilo de vida, lo cual queda evidenciado por el hecho de que muchos comerciantes minoristas importantes tienen secciones completas en sus tiendas dedicadas a libros, revistas, alimentos y productos para el cuidado de los diabéticos.

La diabetes es la séptima causa de muerte del país. La causa principal de muerte en los diabéticos es la disfunción cardiovascular. Las personas diabéticas pueden sufrir también insuficiencia renal, ceguera y problemas circulatorios que lleven a la necesidad de amputaciones. Además, una persona diabética tiene un riesgo entre un 200% y un 400% mayor de morir a causa de un ataque cardiaco o accidente cerebrovascular que otra persona que no sea obesa y que haya sobrevivido a un ataque cardiaco. La diabetes contribuye, además, al avance del síndrome sedentario inflamatorio de otras maneras:

- Afecta los "interruptores principales" que determinan los niveles corporales de grasas, lípidos y glucosa, y hace que se depositen más placas en las paredes arteriales.
- Estresa y daña el endotelio, la pared arterial que produce óxido nítrico, que es el compuesto químico que dilata los vasos sanguíneos y les permite relajarse, lo que disminuye la presión sanguínea y reduce la carga sobre el corazón.

La diabetes tipo 2 es tan perjudicial para la función cardiovascular que en un estudio realizado en 2005 en el Departamento de Epidemiología de la Escuela de Salud Pública Bloomberg, los investigadores determinaron que cada *1% de aumento* de un tipo de hemoglobina asociada a niveles de glucosa alta durante un tiempo prolongado se correlacionaba con un *14% de aumento del riesgo de padecer enfermedades cardiacas.* La relación entre la diabetes y la disfunción cardiovascular no es una coincidencia.

La diabetes tipo 2 continúa el tobogán de la depleción compensatoria, a medida que se deplecionan más nutrientes de manera crónica. Es habitual que los diabéticos presenten las siguientes deficiencias y depleciones:

Depleción compensatoria: diabetes (tipo 2)		
Deficiencia primaria	**Depleción secundaria**	**Nutrientes de apoyo**
Picolinato de cromo Ácidos grasos omega 3 CoQ10 Vitamina D Aminoácidos Antioxidantes (incluido el ácido alfa lipoico)	⇐	Té verde Granada

Observe que los nutrientes deplecionados con anterioridad, la vitamina D, los aminoácidos y los antioxidantes migraron a la columna de Deficiencia primaria. Ello ocurre porque en este momento la afección del paciente ha empeorado hacia la diabetes tipo 2, los nutrientes deplecionados con anterioridad han alcanzado niveles tan bajos que comenzaron a provocar disfunciones crónicas y es por ello que se los clasifica como deficitarios.

Estadio 3: Disfunción cardiovascular (disfunción endotelial)

Denominamos a la disfunción cardiovascular (DCV) "disfunción endotelial" porque se la puede considerar legítimamente como un problema en el *endotelio*: el revestimiento de los vasos sanguíneos. Con el tiempo, la obesidad y la diabetes llevan a niveles altos de colesterol y triglicéridos, azúcar elevada en sangre y presión alta. Estas condiciones dañan el endotelio, lo obstruyen con depósitos de placa y provocan inflamación crónica. A su vez, estas situaciones desencadenan el bloqueo vascular, el daño al músculo cardiaco y la obstrucción del flujo sanguíneo, lo que denominamos enfermedad cardiovascular. También puede generar la aparición de coágulos sanguíneos, accidentes cerebrovasculares, arritmias, insuficiencias y ataques cardiacos.

La DCV es la principal causa de muerte entre los estadounidenses. De acuerdo con la Asociación Americana del Corazón (AHA), se estima que 770,000 estadounidenses padecieron en 2008 algún tipo de ataque coronario nuevo y aproximadamente 430,000 experimentaron la repetición de un episodio cardiaco, que incluyó desde dolor en el pecho hasta un ataque cardiaco manifiesto. La AHA estima que cada 26 segundos un estadounidense sufre un episodio cardiaco, y cada minuto alguien muere a causa de ello.

Si bien es cierto, de acuerdo a la AHA, que las muertes a causa de la DCV disminuyeron en un 24.7% entre 1994 y 2004, esta disfunción sigue siendo la causa de una de cada 2.8 muertes en los Estados Unidos. Dado que esta afección es, en su totalidad, producto de las elecciones de estilo de vida, el índice señalado es inaceptable. Es como si 500,000 personas por año se sometieran voluntariamente a un sufrimiento injustificado, al elegir la obesidad, una dieta rica en carbohidratos simples y pobre en nutrientes y un estilo de vida sedentario. Ahora sabemos que incluso pequeños aumentos del azúcar en sangre pueden ser señales de alerta de la presencia de mayores niveles de colesterol y de bloqueo arterial.

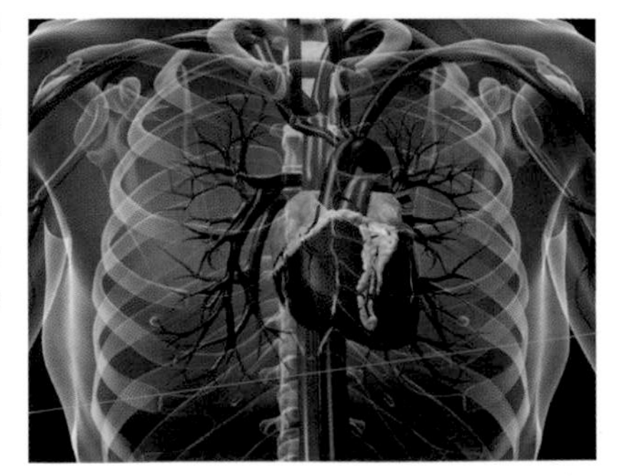

"El estadounidense promedio va al médico y se entera de que su presión alta está al límite, su colesterol malo está un poco alto, su colesterol bueno está un poco bajo, su azúcar en sangre está subiendo—estas no son señales de alerta, los valores sólo están al límite", destaca Laurence S. Sperling, MD, director del programa de reducción de riesgos del Centro Cardiaco Emory en WebMD.com. "Pero ahora sabemos que estar al límite implica un riesgo importante. Los médicos tienen que recomendar cambios realistas en el estilo de vida y pensar en recetar medicamentos para disminuir estos riesgos".

Igual de preocupante es el aumento de la hipertensión, o presión alta, uno de los principales factores de riesgo de disfunción cardiovascular y accidente cerebrovascular y la afección más comúnmente diagnosticada en los Estados Unidos. Con el aumento en el peso corporal y los efectos dañinos de la diabetes sobre las arterias, se observan más casos de presión alta. Según una comisión de la Asociación Americana del Corazón, lo mismo sucede con la prevalencia de la hipertensión resistente a los fármacos.

Los fármacos que provocan el descenso de la presión alta no han dejado de tener efecto. Pero las personas que se tratan de esta afección empeoran, según un informe de 2008 en la publicación *Hypertension*. Muchos tienen diabetes debido a la obesidad, y el daño renal que provoca la diabetes tipo 2 puede dificultar que el organismo elimine el exceso de líquidos, lo cual conduce a la presión alta rebelde que daña más a los riñones; un círculo vicioso.

Si padece diabetes y tiene un sobrepeso de 50, 75 ó 100 libras, va a tener múltiples problemas de salud que se refuercen mutuamente y se empeoren unos a otros, lo que aumentará hasta niveles alarmantes su riesgo de sufrir una DCV con riesgo de muerte. La disfunción cardiovascular completa, además, la depleción devastadora de nutrientes esenciales, tan necesarios para la salud cardiovascular. Las personas con DCV tienden a presentar las mismas deficiencias y depleciones que los diabéticos tipo 2, lo cual confirma aún más el vínculo entre las dos afecciones.

Depleción compensatoria: enfermedad cardiovascular		
Deficiencia primaria	**Depleción secundaria**	**Nutrientes de apoyo**
Picolinato de cromo Ácidos grasos omega 3 CoQ10 Vitamina D Aminoácidos Antioxidantes (incluido el ácido alfa lipoico)	⇐	Té verde Granada

Cómo prevenir el síndrome sedentario inflamatorio

No existe una solución mágica para el síndrome sedentario inflamatorio. El paso más importante es bajar de peso. En numerosos estudios se demostró que aún las disminuciones moderadas del peso corporal pueden producir descensos significativos en la presión y los niveles de azúcar y colesterol. Los objetivos para poder revertir o prevenir el síndrome sedentario inflamatorio son:

- reducir el peso corporal;
- aumentar la actividad física;
- reducir los niveles de colesterol LDL;
- reducir los niveles de glucosa en ayunas;
- reducir la presión arterial

A diferencia de lo que opinan generalmente los médicos, el reabastecimiento a largo plazo de los depósitos corporales de nutrientes esenciales (que devuelvan al organismo su **BioWealth**) puede revertir gran parte del daño ocasionado por la inflamación, la hipertensión y la nutrición deficiente, al revertir los síntomas y la discapacidad provocada por el síndrome sedentario inflamatorio. Desde el punto de vista de la depleción de nutrientes, los dos pasos principales que puede dar es mejorar su dieta y agregar suplementos de nutrientes energéticos a su rutina diaria.

Cambios en la dieta
Coma más frutas y vegetales frescos.
Disminuya el consumo de comida chatarra y procesada.
Reemplace los carbohidratos simples tales como el pan blanco y el azúcar por carbohidratos complejos tales como el arroz integral y los granos integrales.
Reemplace las carnes rojas por pescado, especialmente los pescados de agua fría, ricos en aceites.
Coma más grasas saludables, como las que contienen el aguacate, los frutos secos y el aceite de oliva.
Practique controlar el tamaño de las porciones. El adulto promedio no necesita más de 2500 calorías por día.
Realice 5 ó 6 comidas pequeñas a lo largo del día para mantener activo su metabolismo y quemar más calorías.
Beba, por lo menos, 64 onzas de agua por día. Lo ayudará a sentirse satisfecho.

Suplementos de nutrientes energéticos
La coenzima Q10 (COQ10) ayuda a mantener el corazón saludable y disminuye la presión.
Aminoácidos: los aminoácidos L-arginina y L-citrulina aumentan la producción de óxido nítrico, el compuesto químico clave que relaja los vasos sanguíneos.
Antioxidantes: se demostró que la vitamina E tiene la capacidad de reducir la oxidación del colesterol malo LDL, mientras que la vitamina C reduce directamente su síntesis. Además, los antioxidantes aumentan la eficacia del óxido nítrico para aumentar el flujo sanguíneo.
Picolinato de cromo: se ha demostrado que este oligoelemento es eficaz para regular los niveles de azúcar en sangre.
Ácidos grasos omega 3: se ha demostrado que los ácidos grasos omega 3 EPA y DHA regulan el ritmo cardiaco, reducen el riesgo de padecer arritmias, reducen los niveles de triglicéridos, las placas arteriales y la presión.
Vitamina D: esta vitamina reduce el riesgo de muerte de origen cardiaco.
Té verde: este té aporta antioxidantes, aminoácidos e importantes compuestos fitoquímicos en conjunto.
Granada: rica en antioxidantes, protege el óxido nítrico y estimula la función cardiovascular.

Cuánto puede costar

Como ya hemos visto, el impacto financiero de la BioDebt puede ser enorme, y nada tiene un costo potencialmente más ruinoso que el conjunto de disfunciones que componen el síndrome sedentario inflamatorio. Si toma en cuenta los posibles gastos totales que implica el tratamiento y el manejo de las consecuencias de la obesidad, la diabetes tipo 2 y la DCV, no hay duda de que la implementación de pasos sencillos y relativamente económicos para prevenir o revertir estas afecciones en cascada no sólo prolongarán y mejorarán su vida, sino que incrementarán sus posibilidades de tener suficiente dinero para disfrutar de esos años extra.

Costo total hipotético del control del síndrome sedentario inflamatorio durante 20 años (sin tener en cuenta los gastos que corren por cuenta de la aseguradora)	
Programa típico de pérdida de peso [1]	$9/semana; $9,360 al cabo de 20 años
Costo de la atención médica en general para el paciente diabético [2]	$13,000/año; $260,000 al cabo de 20 años
Bypass gástrico [3]	$20,000
Internación hospitalaria y tratamiento por insuficiencia cardiaca [3]	$6,258
Cirugía de bypass cardiaco	$50,000
Marcapasos, incluida la colocación, los dispositivos, los aranceles hospitalarios, los honorarios profesionales y la atención ambulatoria [3]	$22,000
Costo total aproximado del síndrome sedentario inflamatorio	$367,618

[1] ConsumerSearch.com
[2] Centros para el Control de Enfermedades
[3] *Health Care Blue Book*

El síndrome sedentario inflamatorio es una disfunción provocada por las elecciones de estilo de vida. Tomar conciencia permite realizar elecciones más sabias, mejorar la salud a largo plazo y obtener un gran beneficio financiero.

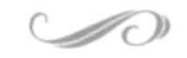

Capítulo Cinco

Síndrome de desequilibrio por estrés

(estrés crónico + insomnio + depresión clínica)

No hay peor suplicio que tratar de dormir y no poder hacerlo.
— F. Scott Fitzgerald

Tendemos a no considerar el estrés o el insomnio como afecciones, sino más bien como aspectos inevitables de nuestro moderno estilo de vida. El estrés es "sólo parte de la vida", mientras que se piensa que el insomnio es simplemente la incapacidad de conciliar el sueño de vez en cuando. Incluso la depresión, una enfermedad grave que es la principal causa de discapacidad en los Estados Unidos, a menudo no se tiene en cuenta. Será difícil que tome en serio un síndrome si primero no admite que implica una evolución de la disfunción subyacente o, que si no lo trata, puede empeorar hacia un problema de salud mucho más grave.

Estas afecciones son causas legítimas de **BioDebt**. El estrés físico y emocional continuo puede infligir más daño al organismo que cualquier otra afección. Ello se debe, en parte, a que produce niveles crónicos de hormonas potentes que dañan los sistemas inmunológico, nervioso y cardiovascular, pero también porque no se considera una enfermedad. La ignorancia popular sobre los peligros del estrés lo transforma en un asesino furtivo que puede desencadenar el síndrome de desequilibrio por estrés.

Síndrome de desequilibrio por estrés

- estrés crónico;
- insomnio (disfunción de la hormona del sueño);
- depresión (disfunción neuroquímica).

Las investigaciones científicas serias y continuas señalan que los efectos fisiológicos del estrés constante conducen a desequilibrios y deficiencias de las hormonas y neuroquímicos que regulan los ciclos del sueño. De allí deriva el nombre de esta afección, síndrome de desequilibrio por estrés. Cuando nos vemos privados del sueño reparador, es más fácil caer en una depresión clínica o en un ciclo autoalimentado de insomnio y depresión que socave la **BioWealth** y destruya nuestra calidad de vida.

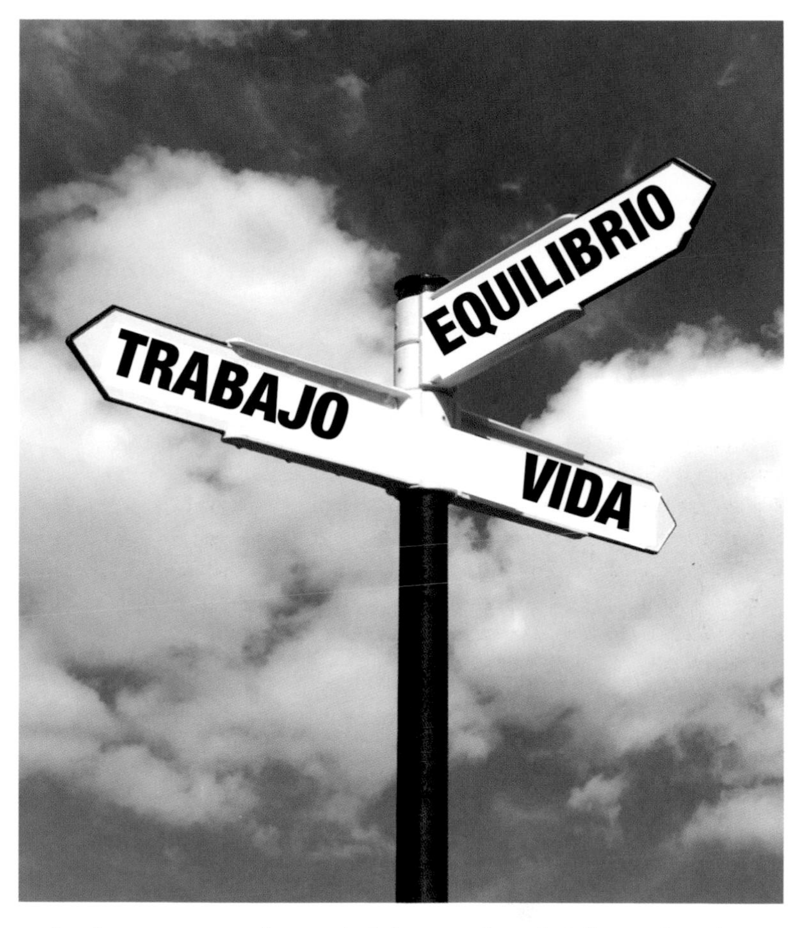

Igual que como sucede con el síndrome sedentario inflamatorio, existe un empeoramiento evidente de un estadio al siguiente del síndrome de desequilibrio por estrés, en el que en cada uno de ellos se exacerba la depleción nutricional ocasionada por el estadio anterior. Por fortuna, esta conexión, además, nos señala el camino para aliviar esta pesadilla y restablecer la función normal mediante la nutrición y los cambios del estilo de vida. Pero primero examinemos con más detalle los estadios, comenzando por el estrés.

¿Qué disfunciones?

Vitaminas B El alcohol, los azúcares refinados, la nicotina y la cafeína destruyen las vitaminas B, de modo que no es raro que las personas que tienen un estilo de vida occidental moderno tengan deficiencia de una o más de estas vitaminas. La vitamina B6 es un elemento constitutivo de muchos aminoácidos, de modo que los niveles bajos de esta vitamina pueden contribuir a crear una deficiencia de los aminoácidos que estimule el sueño. La deficiencia de vitamina B12 puede producir niveles reducidos de neurotransmisores clave, lo que lleva a la pérdida de la memoria, la inquietud y la fatiga. El cerebro utiliza la vitamina B1 (tiamina) para convertir la glucosa en combustible, de modo que la deficiencia de esta vitamina puede provocar fatiga, depresión, irritabilidad, ansiedad y pensamientos suicidas. La vitamina B5 (ácido pantoténico) es esencial para la captación de los aminoácidos, y la deficiencia del neurotransmisor acetilcolina puede ser un factor coadyuvante en determinados tipos de depresión. El ácido fólico es necesario para la síntesis de S-adenosil metionina (SAM), una coenzima que según estudios preliminares pareciera participar en la prevención de la depresión y de la enfermedad de Alzheimer.
Antioxidantes Así como el cortisol producido por la "respuesta al estrés" genera radicales libres que pueden dañar las estructuras celulares, la deficiencia de antioxidantes conduce a un daño oxidativo para el colesterol, las células y el ADN en todo el organismo.
Aminoácidos (triptofano) Se ha demostrado que el triptofano aumenta los niveles del neurotransmisor tranquilizante serotonina y de la melatonina, hormona inductora del sueño. Por lógica, la deficiencia de este aminoácido puede producir deficiencias en ambas moléculas y provocar trastornos del sueño.
Ácidos grasos omega 3 Además de sus propiedades antiinflamatorias, los ácidos grasos omega 3 también son importantes para la memoria, el desempeño cognitivo y la función cerebral en general, debido a su papel como componentes básicos de las membranas celulares del cerebro y de la mielina, la capa protectora que cubre las neuronas. Entre los síntomas de la deficiencia de ácidos grasos omega 3 se encuentran la fatiga extrema, los cambios del estado de ánimo y la depresión.
Cromo La ingesta crónica de azúcar y almidones refinados lleva a la depleción de cromo y a niveles crónicamente elevados de insulina. La deficiencia de cromo afecta la sensibilidad celular a la insulina y al metabolismo del azúcar en sangre, lo cual puede afectar los niveles de energía y contribuir a la fatiga y la depresión.
Nutrientes de apoyo El té verde contiene poderosos antioxidantes, denominados polifenoles, que se demostró que protegen estructuras cerebrales sensibles y potencian la disponibilidad del agente indicador dopamina. Los aminoácidos (teanina) ayudan a crear un estado de calma mental.

Estadio 1: Estrés

Existen investigaciones que vinculan el estrés crónico con la depresión. Los científicos advirtieron, por primera vez, el vínculo entre el cortisol (la principal hormona del estrés) y la depresión en pacientes con síndrome de Cushing, una enfermedad provocada por un exceso de síntesis de cortisol. Observaron que el exceso de cortisol podría provocar los síntomas comúnmente presentes en la depresión intensa. Lo que resultó aún más revelador fue que en una cantidad de estudios publicados sobre pacientes con síndrome de Cushing que recibieron tratamiento para reducir los niveles de cortisol se observó que experimentaban una disminución de los síntomas de depresión, incluidas las sensaciones de fatiga, los sentimientos de falta de valoración, la dificultad para concentrarse, el insomnio o el sueño excesivo, un menor interés en emprender actividades, los pensamientos de muerte o suicidio y la pérdida o incremento de peso. En un estudio más amplio con 176 pacientes, se observó que el 73% de los pacientes deprimidos mejoraba sus síntomas depresivos con niveles más bajos de cortisol. El vínculo entre el estrés y la depresión parece evidente.

El estrés es la respuesta normal y saludable del organismo a una amenaza. En una situación de supervivencia, el cerebro le ordena al sistema endocrino que vuelque cantidades masivas de dos hormonas potentes (epinefrina y cortisol) dentro del organismo. Estos productos químicos canalizan la energía hacia los músculos, aumentan la presión y la temperatura corporal, aceleran el pensamiento y nos ayudan a escapar de la amenaza. Lo relatado es lo que se denomina "golpe de adrenalina".

La clave es la siguiente: el mecanismo de respuesta al estrés del organismo evolucionó para activarse, ayudarnos a sobrevivir al peligro y luego apagarse. Nunca estuvo diseñado para estar activado durante las 24 horas del día, los 7 días de la semana. Pero la recesión, la pérdida de empleos, la guerra, el delito, el tránsito y la agitación de la vida moderna hacen que este sistema esté inundando nuestro organismo con cortisol y epinefrina de manera continua. Cuando los niveles de estos compuestos químicos del estrés son elevados, provocan estragos en el organismo, entre ellos:

- aumento de los depósitos de grasa alrededor de la parte media del cuerpo, lo que lleva a niveles más altos de colesterol, resistencia a la insulina y diabetes;
- presión alta, que produce daño a los vasos sanguíneos y al músculo cardiaco y eleva el riesgo de disfunción cardiovascular;
- síndrome de colon irritable;
- daño en el sistema inmunológico, que deja al organismo vulnerable a las infecciones y el cáncer.

En su esfuerzo por prevenir y reparar este daño en curso, los sistemas del organismo agotan sus existencias de nutrientes esenciales, como las vitaminas B y la antioxidante vitamina C. La depleción compensatoria que comienza con el estrés termina como se indica abajo, lo que a menudo deja con deficiencias a la persona extremadamente estresada.

Depleción compensatoria: estrés		
Deficiencia primaria	**Depleción secundaria**	**Nutrientes de apoyo**
Vitaminas B Antioxidantes	Aminoácidos (triptofano) Ácidos grasos omega 3 Picolinato de cromo	Té verde Aminoácidos (teanina)

De acuerdo con la Asociación Americana de Psicología (APA), el estrés está vinculado a seis de las principales causas de muerte entre los estadounidenses: enfermedad cardiovascular, cáncer, enfermedad respiratoria, accidentes, cirrosis hepática y suicidio.

Estadio 2: Insomnio (disfunción del sueño)

Parte de esta epidemia, si se presenta, tendrá como componente al insomnio. Los mismos valores culturales que nos hacen considerar el estrés crónico como un hecho normal también nos imponen pensar en el sueño como un acontecimiento opcional, incluso como una señal de debilidad. No se comprende que el sueño es una necesidad, pero sabemos que es esencial prácticamente para cada aspecto físico y mental de la **BioWealth**. Una investigación financiada por Wellcome Trust del Reino Unido identificó un vínculo entre la falta de sueño y los pensamientos paranoicos. El estudio reveló que las personas que sufren de insomnio crónico tenían un 500% más de probabilidades de experimentar altos niveles de pensamientos paranoicos que las personas que dormían lo suficiente. Se observó que más de la mitad de las personas que necesitan ayuda psiquiátrica debido a una paranoia grave también padecen de insomnio clínico.

La falta de sueño puede ser una afección biológica crónica. El proceso para conciliar el sueño implica un descenso gradual de la actividad metabólica.

- Nuestros músculos se relajan.
- Consumimos menos oxígeno.
- Nuestra temperatura corporal disminuye.
- La actividad cerebral cambia a medida que las ondas alfa y beta, las ondas cerebrales asociadas al pensamiento consciente, realizan la transición hacia las ondas delta, indicadoras del sueño profundo.

Pero si estamos estresados, la liberación de cortisol bloquea estos cambios y nos coloca en un estado de vigilia. Por este motivo es tan difícil conciliar el sueño si está preocupado por el dinero o enojado con su jefe. El verdadero problema comienza cuando los años de estrés continuo estimulan los niveles de cortisol crónicamente altos y nos dejan en un estado de extrema vigilia. Cuando esto sucede, el sueño se ve afectado; aun cuando podamos dormir, el sueño será superficial y no reparador.

Hormonas fuera de equilibrio

El cortisol es la primera hormona involucrada en esta evolución. La segunda es la melatonina, necesaria para que el organismo regule su ritmo circadiano, es decir, el mecanismo que controla el sueño y el estado de vigilia. La melatonina se sintetiza a partir de la serotonina, uno de los neurotransmisores "maestros". Los niveles altos de cortisol interfieren con los receptores de serotonina del cerebro y echan por tierra el equilibrio de serotonina del organismo. Nuestra hipótesis, basada en un análisis extenso, es que el exceso de cortisol inhibe la síntesis de serotonina y, además, *destruye neuronas clave del cerebro que contienen serotonina.* Así es: demasiado estrés puede destruir realmente partes de su cerebro. El daño causará un desequilibrio de melatonina, cuya consecuencia será la falta de sueño.

Ni bien se alcance el estado de depleción de la hormona, se pondrá en marcha una viciosa espiral descendente. Algunos investigadores creen que la pérdida de sueño puede comenzar como un intento por corregir este desequilibrio hormonal y disminuir la excesiva vigilia del organismo y el cerebro, provocada por la respuesta al estrés. Sin embargo, en realidad, esta reacción inconsciente comienza un ciclo de disfunción. Una vez ocurrido un brote de insomnio, la mayoría de las personas se sienten frustradas y ansiosas por dormir lo suficiente y cambian su comportamiento para compensar la pérdida de sueño:

- Toman una siesta durante el día o a última hora de la tarde.
- Se van a dormir más temprano la noche siguiente.
- Se quedan un poco más en la cama a la mañana siguiente.
- Beben alcohol como una manera de "conciliar el sueño".

Pero todos estos comportamientos modifican el mecanismo normal del sueño y se alimentan mutuamente, lo que *perpetúa* el insomnio. A partir de aquí todo va cuesta abajo, a medida que el trastorno del sueño desencadena una cascada de síntomas: fatiga, irritabilidad, problemas de concentración y memoria, pérdida de la libido, pérdida de peso, pérdida de interés en actividades sociales, entre otras e incapacidad para disfrutarlas, etc. La fatiga dificulta las actividades del paciente y a menudo lo envuelve en una nube de pesimismo. La situación es perfecta para que aparezca la depresión.

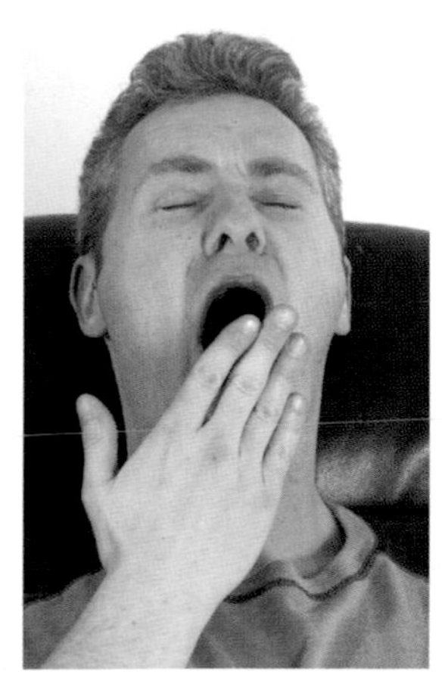

El sueño nos mantiene jóvenes

Aun sin depresión, el insomnio crónico puede provocar una importante BioDebt. Los expertos estiman que la persona promedio necesita 8.4 horas de sueño cada noche. Sin embargo, la Fundación Nacional del Sueño afirma que más de la mitad de quienes respondieron a una encuesta dijeron que experimentaron síntomas de insomnio, mientras que el 35% aseguró que experimentaron dichos síntomas todas las noches o la mayoría de ellas. Si no se duerme lo suficiente, muchas de nuestras hormonas clave (serotonina, leptina, prolactina y las hormonas tiroideas) se desequilibran. De hecho, de acuerdo con un estudio realizado por la Universidad de Chicago y colegas de Bélgica, los cambios hormonales inducidos por el insomnio son muy similares a los procesos asociados al envejecimiento, incluida una menor síntesis de la hormona del crecimiento humano. En resumen, el insomnio puede hacernos envejecer prematuramente. Algunas de las consecuencias del insomnio clínico prolongado son:

- mayor riesgo de padecer disfunción cardiovascular y accidente cerebrovascular;
- presión alta;
- aumento de peso;
- alteración del sistema inmunológico;
- trastornos del estado de ánimo;
- problemas de concentración y memoria;
- disminución del placer de relacionarse con otras personas.

El insomnio también acelera la depleción nutricional que iniciara el estrés crónico.

Depleción compensatoria: insomnio		
Deficiencia primaria	**Depleción secundaria**	**Nutrientes de apoyo**
Vitaminas B Antioxidantes Aminoácidos (triptofano)	Ácidos grasos omega 3 Cromo	Aminoácidos (teanina)

Y hay todavía más: la Administración Nacional de Seguridad en el Tránsito afirma que los conductores somnolientos y con privación del sueño producen por año más de 1,500 víctimas fatales y 71,000 heridos en accidentes de tránsito. En total, los problemas de salud relacionados con la falta de sueño cuestan la escalofriante suma de $16,000 millones por año. Pocas afecciones son más graves o aterradoras que la depresión clínica.

Estadio 3: Depresión (disfunción neuroquímica)

El insomnio y la depresión se parecen al dilema del huevo y la gallina, dado que la depresión puede ser también una causa de la falta de sueño. Sin embargo, es evidente que la falta de sueño crónica y el caos hormonal resultante pueden provocar fluctuaciones en los niveles de neurotransmisores clave y producir trastornos del estado de ánimo, incluida la depresión que pone en riesgo la vida. Como la pérdida del sueño afecta al cerebro y es, en sí misma, un factor estresante, las personas se vuelven aún más vulnerables a la depresión y se precipita la aparición de episodios depresivos.

Alrededor del 80% de los pacientes deprimidos sufren de insomnio, de acuerdo con los profesionales en salud mental. Un estudio realizado en 1996 por Breslau, Roth, Rosenthal y Andreski observó a 1,200 adultos jóvenes durante tres años y observó que aquellos que padecían insomnio tenían un 400% más de probabilidades de presentar un nuevo episodio importante de depresión. Quedan pocas dudas de que, además de todas las otras formas en que el insomnio puede dañar el corazón, el cerebro, el sistema inmunológico y la salud en general, es un riesgo importante para la aparición de depresión.

La depresión es una disfunción grave. De acuerdo con los Institutos Nacionales de Salud y el Instituto Nacional de Salud Mental, se estima que el 9.8% de los estadounidenses mayores de 18 años sufren alguna forma de trastorno depresivo. Ello equivale a un sorprendente total de aproximadamente 22 millones de personas, de las cuales los dos tercios son mujeres.

Tampoco es posible ignorar las consecuencias fiscales de esta cifra. Los costos directos e indirectos de la depresión son enormes, se estiman en $44,000 millones o más anualmente para la economía de los Estados Unidos. No es de extrañar que de los fármacos que se expenden bajo prescripción médica en el país, los de mayor venta son los antidepresivos como Prozac™ y Paxil™.

La depresión destroza las vidas. Sus síntomas pueden ocasionar dificultad para concentrarse, fatiga, sentimientos de falta de valoración o impotencia, pesimismo, pérdida del apetito, pérdida de interés en actividades que en otras épocas disfrutaba, irritabilidad, dolor persistente, pensamientos suicidas e intentos de suicidio. Esta situación empeora debido a que el deseo de buscar y completar un tratamiento es a menudo entorpecido por profundos sentimientos de tristeza, impotencia y letargo. Es mucho más que "estar decaído", la depresión clínica verdadera es un problema de salud peligroso muy difícil de tratar.

El vínculo entre insomnio y depresión es complejo. La depresión cambia el Movimiento Ocular Rápido (MOR), que es la fase distintiva donde se sueña y se logra un descanso reparador. El trastorno de la fase MOR del sueño es un sólido indicador de depresión. A menudo las personas depresivas "se apuran" para entrar en la fase MOR, en un estado en el que los sueños pueden ser traumáticos. En realidad, la etapa temprana del insomnio podría ser un esfuerzo del cerebro por corregir la depresión. Existen pruebas de que el estado de vigilia prolongado, en realidad, aumenta la actividad del sistema de la serotonina y la liberación de dopamina, la "hormona de recompensa" que también está vinculada con la depresión.

Pero el insomnio no es una cura para la depresión. La clave es la serotonina, la tercera carta en nuestra mano de póquer hormonal. El 25% de las personas que padecen depresión presentan niveles bajos de serotonina. Así es cómo lo hacen sentir los diferentes niveles de serotonina:

Niveles normales de serotonina

- Se siente bien.
- Come y duerme bien.
- Se despierta descansado y con energía.

Niveles bajos de serotonina

- Se siente aletargado.
- No puede dormir o duerme demasiado.
- Pierde el apetito.
- Deja de disfrutar de las cosas.
- Se siente desesperanzado.

¿Advierte similitudes con la depresión clínica? Debería. La serotonina se sintetiza en el cerebro y también en el tracto digestivo. Por este motivo, lo que come y cómo digiere los alimentos es crucial. Por supuesto, el estrés crónico también interfiere en la digestión normal.

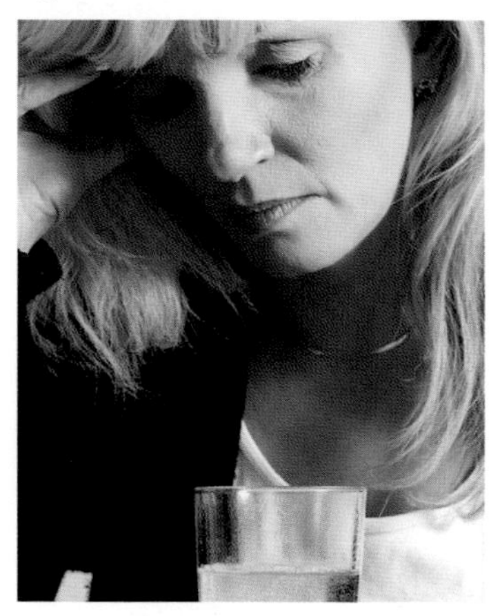

De modo que el síndrome de desequilibrio por estrés no sigue una evolución lineal, sino que cada afección refuerza a las demás. El estrés lleva al insomnio. El insomnio produce más estrés, aun cuando abre la puerta a la depresión. La depresión afianza el insomnio y lleva a más estrés y este ciclo se repite interminablemente. Al final, cada disfunción dentro de este síndrome puede exacerbar la gravedad de las demás en una suerte de *pas de trois* de la discapacidad.

Depleción compensatoria: depresión		
Deficiencia primaria	**Depleción secundaria**	**Nutrientes de apoyo**
Vitaminas B Antioxidantes Aminoácidos (triptofano) Ácidos grasos omega 3 Cromo	⇐	Aminoácidos (teanina)

Cómo prevenir el síndrome de desequilibrio por estrés

Todos podemos elegir nuestra respuesta individual al estrés y cómo manejarlo. El estrés es inevitable a veces, pero podemos desarrollar habilidades y mecanismos para sobrellevar y manejar sus efectos en nuestras vidas y prevenir el síndrome de desequilibrio del estrés antes de que comience. Los siguientes son ejemplos de algunas habilidades y mecanismos para sobrellevar el estrés:

- Cambiamos conscientemente nuestras respuestas a los acontecimientos estresantes y desarrollamos habilidades para sobrellevar el estrés de maneras saludables.
- Porque lo opuesto a un estado estresante de extrema excitación es un estado de calma y relajación, disfrutamos de un sueño más apacible y reparador.
- Entendemos que un buen sueño es de gran ayuda para prevenir la ansiedad, las dificultades cognitivas y los cambios de estado de ánimo que pueden conducir a la depresión.

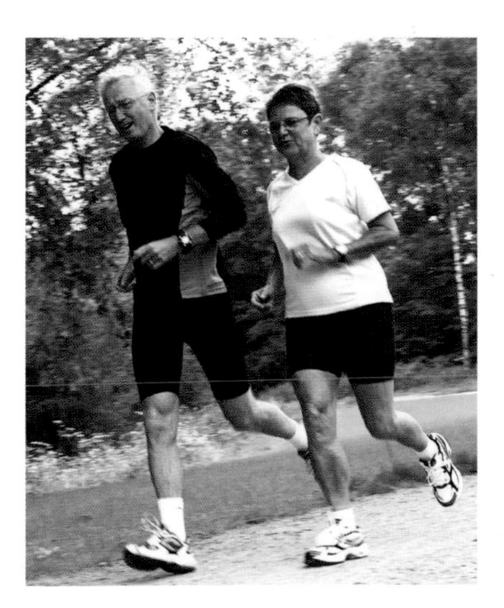

No estamos sugiriendo que si se reduce el estrés y el insomnio se curarán todos los casos de depresión. La literatura respalda la idea de que las reacciones químicas en el cerebro, los acontecimientos de la vida y la genética también cumplen una función en la aparición de la depresión. Sin embargo, debido al fuerte vínculo con el insomnio, un mejor estilo de vida en el que se incluya una buena dieta y medidas de consumo de suplementos podrían revertir el ciclo que conduce a la disfunción depresiva e incluso evitar que aparezca. A continuación señalamos algunas medidas holísticas y preventivas que puede tomar:

Modificaciones en el estilo de vida
Dé prioridad al sueño: el ciclo del sueño del ser humano no es permanecer naturalmente 16 horas despierto y 8 horas durmiendo. Dormimos, dormitamos, nos despertamos, hacemos lo que tenemos que hacer y nos quedamos dormidos otra vez. Descubra su propio patrón de sueño y deje de intentar forzar su organismo para adaptarse a un "formulario" de sueño prescripto. Agregue momentos de sueño cuando pueda durante el día, en forma de siestas, recesos, ensoñación y cualquier otra actividad que permita que su mente divague y se recupere, aun cuando no involucre un sueño verdadero. Por último, haga del sueño su prioridad por las noches. Elimine todas las actividades no relacionadas con el sueño de su dormitorio. Cree un ámbito físico, olfativo, visual y auditivo que induzca al descanso, la relajación y el sueño profundo. Vaya a dormir en un horario regular y elabore un ritual para dormir que comience a esa hora y prepare su cuerpo y su mente para el sueño.
Ejercítese: el ejercicio libera hormonas beneficiosas que mejoran el humor y, además, reduce el impacto del estrés en el organismo al dilatar los vasos sanguíneos, reducir la inflamación, quemar el exceso de energía e incluso estimular el desarrollo de nuevas conexiones neuronales en el cerebro.
Medite: la meditación regular tiene un enorme efecto positivo sobre el sistema inmune. La meditación consciente se aprende con relativa facilidad, si bien existen docenas de estilos diferentes de meditación. Considere, además, realizar ejercicios de meditación, como yoga o taichí.
Modificaciones en la dieta
Evite la cafeína, el alcohol y el azúcar: la cafeína lo mantiene despierto y evita el sueño apacible. El alcohol estimula la secreción de adrenalina, lo cual produce tensión nerviosa, irritabilidad e insomnio. El azúcar produce energía sin valor a corto plazo y somete a un esfuerzo a las glándulas suprarrenales, de modo que cuando salga de la situación de "pico de azúcar", se sentirá deprimido y aletargado.
Coma más fibra: el estrés puede provocar molestias digestivas, de modo que la ingesta de fibras en forma de granos integrales, vegetales y frutas puede ayudarlo a mantener la frecuencia de sus hábitos digestivos.
Coma más vegetales: de este modo, se puede aumentar la producción cerebral de serotonina, un neurotransmisor esencial para el ánimo, además de ser un componente destacado en la absorción del importante aminoácido L-triptofano. El consumo de más frutas y vegetales ayuda, además, a reforzar su sistema inmunológico.

Suplementos de nutrientes energéticos
Aminoácidos: el estrés y el insomnio resultante pueden afectar los niveles normales de aminoácidos clave en los sistemas de la dopamina, la norepinefrina y la serotonina, que son esenciales para conservar el humor y la función cognitiva. El consumo de suplementos con aminoácidos clave como el L-triptofano (que el organismo utiliza para sintetizar serotonina) y la teanina (que reduce el estrés físico y mental, puede producir sensaciones de relajación y mejora la cognición y el humor) puede ayudar a prevenir la depleción de neurotransmisores fundamentales.
Ácidos grasos omega 3: se ha observado que los ácidos grasos omega 3 mejoran la función cerebral. En particular, el DHA es esencial para el funcionamiento saludable de las membranas celulares del cerebro. Algunos investigadores creen que trastornos tales como la depresión, el trastorno bipolar y la esquizofrenia pueden deberse, en gran medida, a una deficiencia de estos ácidos grasos omega 3.
Picolinato de cromo: investigadores de la Universidad de Duke observaron que este mineral puede reducir los síntomas depresivos, posiblemente mediante el aumento de la sensibilidad a la insulina y, por lo tanto, mejoran la pérdida del apetito y de energía que experimentan muchas personas depresivas.
Té verde: de acuerdo con un estudio realizado por investigadores de la University College de Londres, beber té reduce los niveles de la hormona del estrés. Además, la acción de beber té es relajante y ayuda a tranquilizar la mente.
Antioxidantes: los niveles elevados de las hormonas del estrés pueden fomentar la inflamación y el daño a sistemas neurológicos sensibles. Se ha demostrado que los antioxidantes protegen estas estructuras.

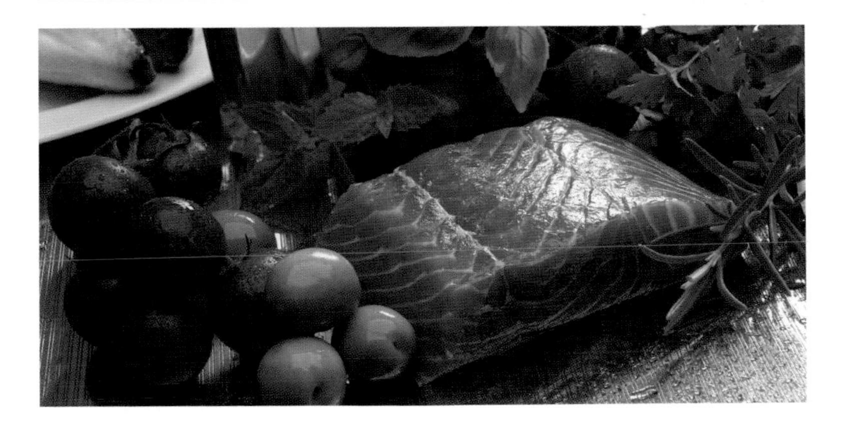

Cuánto puede costar

Ya hemos analizado el enorme costo de tratar la depresión clínica, desde la internación y los fármacos hasta la pérdida de productividad. Pero existen costos adicionales en el caso del síndrome de desequilibrio por estrés, muchos de los cuales son más discretos que los costos obvios del síndrome sedentario inflamatorio. Sin embargo, siguen siendo altos y constituyen una carga fiscal enorme tanto para las personas como para la sociedad.

Costo total hipotético del control del síndrome de desequilibrio por estrés durante 20 años (sin tener en cuenta los gastos que corren por cuenta de la aseguradora)	
Medicamento para la hipertensión [1]	$100/mes; $24,000 al cabo de 20 años
Internación por dolor de cabeza intenso o crónico [1]	$3,600
Terapia para la salud mental [1]	$75/sesión una vez por semana; $75,000 al cabo de 20 años
Ayuda para dormir [2]	$16,560
Fármacos para la depresión (Prozac, etc.) [2]	$67,200
Internación por depresión [3]	$21,800
Costo total aproximado del síndrome de desequilibrio por estrés	$208,160

[1] *Health Care Blue Book*
[2] Blue Cross/Blue Shield de Tennessee
[3] *Psychiatric Services,* febrero de 2000

Del mismo modo que con nuestro primer síndrome, el síndrome de desequilibrio por estrés es una cuestión de elección del estilo de vida. Se abre así una esperanza de que la depresión pueda revertirse y se restablezca la calidad de vida mediante el reabastecimiento de nutrientes clave y la adopción de determinadas decisiones sabias respecto del estilo de vida. Al igual que con cualquier otra disfunción, la comprensión de la verdadera naturaleza es la clave de la **BioWealth**.

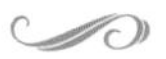

Capítulo Seis

Síndrome de disfunción ósea

(osteoporosis + osteoartritis)

"Estoy interesado en la medicina física, porque mi padre lo estaba; en la investigación médica, porque creo en ella; en la artritis, porque la tengo".

— Bernard M. Baruch, economista estadounidense y asesor presidencial de EE. UU.

Ninguna de estas disfunciones de los huesos y las articulaciones pone en peligro la vida de manera directa, pero puede producir un impacto terrible en la calidad de vida. La osteoporosis y la osteoartritis también difieren de los otros síndromes de una manera vital. Los otros tienen una progresión típica que se ve así:

Obesidad † Diabetes † Disfunción cardiovascular
Estrés † Insomnio † Depresión clínica

El síndrome de disfunción ósea traza un recorrido diferente:

Deficiencia nutricional

Osteoartritis Osteoporosis

Donde otros síndromes siguen una progresión bastante lineal, este síndrome adopta una estructura más similar a una "raíz de árbol". En vez de que la osteoporosis genere directamente una osteoartritis, o al revés, comparten la misma raíz principal de deficiencia nutricional, principalmente una carencia de vitamina D y ácidos grasos omega 3. De esta misma fuente brotan dos enfermedades que tienen mucho en común: por lo general, se las encuentra en los mismos pacientes y pueden exacerbar la gravedad la una a la otra. Por lo tanto, la deficiencia nutricional conduce a un proceso de enfermedad progresivo, que se autofortalece, que produce un impacto sobre la salud de los huesos y las articulaciones y que puede generar dolor crónico, movilidad reducida, mayor riesgo de sufrir fracturas, calidad de vida reducida e, incluso, menor esperanza de vida.

¿Qué disfunciones?

Vitamina D
Además de estimular la ingesta de calcio necesario para la salud de los huesos y la formación de nueva masa ósea, se observó que la vitamina D tiene incidencia en la síntesis de líquido sinovial, el lubricante de las articulaciones del cuerpo. La deficiencia de vitamina D puede derivar en una producción deficiente de hueso nuevo, pérdida de densidad ósea y lubricación insuficiente de las articulaciones, lo que da como resultado dolor y el desarrollo de síntomas como osteofitos e inflamación de las articulaciones.

Ácidos grasos omega 3
Debido a sus potentes efectos antiinflamatorios (así como las investigaciones que demuestran que podrían reducir los niveles de una enzima destructora de cartílago), la deficiencia de ácidos grasos omega 3 puede dejar a las articulaciones más vulnerables a la inflamación y rigidez y acelerar la pérdida de cartílago.

Glucosamina
Los niveles bajos de glucosamina pueden obstaculizar la capacidad del cuerpo de reconstruir el cartílago dañado y, de esa manera, acelerar los efectos de la osteoartritis.

Minerales (calcio y magnesio)
La deficiencia de calcio, el mineral más abundante en el cuerpo, se asocia con los niveles insuficientes de remineralización y reparación óseas, lo que conduce a la pérdida de densidad ósea. El magnesio actúa como catalizador, que integra el calcio y el flúor para crear hueso. Por ende, la deficiencia de este mineral obstaculiza la capacidad del cuerpo de generar hueso nuevo.

Nutrientes de apoyo
Té verde
Las pruebas indican que el té verde reduce el impacto de sustancias químicas inflamatorias comunes a la disfunción ósea y de las articulaciones.

Granada
Rica en flavonoides antioxidantes, la granada interrumpe la degradación del cartílago generada por sustancias químicas inflamatorias.

Osteoporosis (disfunción de mineralización ósea)

La osteoporosis es la pérdida a largo plazo del tejido óseo que reduce la densidad de los huesos y los deja frágiles y susceptibles a fracturas. Afecta a aproximadamente 10 millones de estadounidenses, en su mayoría mujeres, y tiende a aparecer más en personas mayores. Se calcula que 34 millones de personas tienen *osteopenia*, densidad ósea que no es lo suficientemente baja como para diagnosticar osteoporosis, pero que muestra indicios de un progreso *hacia* la osteoporosis. Cuando alcanza su nivel de mayor gravedad, puede causar dolor crónico en la parte inferior de la espalda, disminución de altura y deformidad física, como la infame "joroba de viuda" encontrada a veces en mujeres de la tercera edad. Las personas que padecen osteoporosis también quedan muy susceptibles a la fractura de piernas y caderas, que pueden ser lesiones desastrosas para las personas mayores.

No existe una causa única clara para esta disfunción, sin embargo, los investigadores han identificado varios factores causales comunes que pueden indicar un riesgo mayor:

- contextura delgada y pequeña;
- descendencia caucásica o asiática;
- posmenopausia;
- dismenorrea (menstruación dolorosa);
- antecedentes familiares;
- baja ingesta de calcio;
- estilo de vida sedentario;
- tabaquismo; y
- consumo excesivo de alcohol.

El sistema esquelético es bastante dinámico. Se libera y reemplaza masa ósea constantemente. En personas con osteoporosis, se inhibe este proceso hasta que el tejido óseo perdido por medios normales no se reemplace a un nivel que permita a los huesos retener su fuerza y resistencia habitual a las fracturas. Como se puede imaginar, los huesos que absorben el mayor impacto (los huesos de las piernas, las caderas y la columna) son los más vulnerables.

La osteoporosis no presenta síntomas evidentes, lo que la hace una afección silenciosa hasta que la persona afectada sufre una fractura grave. Se puede controlar la osteoporosis por medio de un examen simple no invasivo denominado prueba de densidad ósea, pero no muchas mujeres se someten a este examen con la suficiente anticipación como para detener su progreso. Es lamentable, dado que conlleva algunas consecuencias sociales y financieras inexorables.

- Se internan 500,000 personas al año por problemas relacionados con la osteoporosis.
- Se internan 180,000 personas en hogares de ancianos por las mismas razones.
- Se generan $18 mil millones en costos directos de atención médica.

Las fracturas de cadera comunes en pacientes con osteoporosis avanzada pueden ser mortales. Cuando combina el estrés de la internación, la pérdida de movilidad, el dolor, la depresión y los peligrosos efectos secundarios de los medicamentos administrados después de la internación, no es de extrañarse que entre el 20% y el 24% de las 300,000 personas que se fracturan las caderas por añoen los Estados Unidos mueran dentro del período de un año de ocurrida la lesión. Se trata de una afección grave con consecuencias graves.

Algunos medicamentos comunes de venta bajo receta pueden empeorar la osteoporosis o incluso provocarla en el caso de personas sanas. El corticosteroide Prednisona, muy comúnmente usado para tratar el asma, al igual que trastornos inmunológicos, puede causar pérdida ósea si se administra por un largo periodo. Asimismo, una clase de medicamentos antiácidos conocidos como "inhibidores de la bomba de protones" (incluidos Nexium y Prevacid) pueden aumentar el riesgo de fracturas de cadera. También se ha observado que los medicamentos anticonvulsivos aumentan el riesgo. Así es que el riesgo está en todas partes.

Dado que el síndrome de disfunción ósea no es lineal, el mecanismo de depleción compensatoria no se aplica de la misma manera aquí. No obstante, las personas con osteoporosis tienden a carecer de ciertos nutrientes.

Depleción compensatoria: osteoporosis	
Deficiencia primaria	**Nutrientes de apoyo**
Vitamina D	Té verde
Ácidos grasos omega 3	
Minerales (calcio y magnesio)	Antioxidantes

Osteoartritis (disfunción del tejido conectivo)

La osteoartritis es una disfunción de las articulaciones. Existen más de 100 tipos de artritis, pero la más identificada con la vejez y el dolor de las articulaciones es la osteoartritis. La osteoartritis es una afección degenerativa localizada en la que el cartílago que amortigua las articulaciones se desgasta con el tiempo. Durante años, hemos supuesto que la causa principal de la artritis era la actividad extenuante que golpeaba las articulaciones, particularmente las rodillas: correr, ir de caminata, trabajar en la construcción, hacer deportes, etc. Sin embargo, este no parece ser el caso. La actividad física es tan beneficiosa para las articulaciones como lo es para cualquier otra parte del cuerpo.

A menos que se produzca una lesión traumática en las articulaciones, la causa más probable de osteoartritis es la obesidad. El hecho de cargar peso adicional por décadas, sin los efectos terapéuticos del ejercicio periódico, parece que desgasta gradualmente los cartílagos y daña los huesos, lo que genera dolor. De hecho, las investigaciones han demostrado que las personas en el 20% superior de la población para el índice de masa corporal (IMC) son entre el 150% y el 200% más propensas a desarrollar osteoartritis en un periodo de 36 años que las personas con menor peso. Aún más revelador es que con la pérdida de sólo 10 libras ese riesgo se redujo en un 50%.

Cuando se desarrolla la osteoartritis, los huesos de las articulaciones se chocan entre sí, se forman osteofitos y las articulaciones se inflaman, lo que hace que incluso los movimientos regulares sean dolorosos. Las rodillas, el cuello, la parte inferior de la espalda y las articulaciones pequeñas de las manos son frecuentemente las articulaciones más afectadas. La osteoartritis hace que los movimientos y las actividades cotidianas simples sean atormentadoras para nada más y nada menos que 20 millones de estadounidenses. Parece ser una consecuencia inevitable del proceso de envejecimiento que el cartílago crezca en contenido acuoso aunque pierda proteínas, de hecho, la Universidad Estadounidense de Reumatología calcula que el 70% de la gente de más de 70 años presenta algún nivel de artritis, según los resultados obtenidos mediante radiografías. Pero, ¿es inevitable?

Al igual que la osteoporosis, la osteoartritis no es directamente una afección mortal. No obstante, hace que las tareas diarias y la movilidad sean terriblemente dolorosas para millones de personas, y es allí donde yace su amenaza. No evolucionamos para ser criaturas sedentarias. Somos seres en movimiento, creados para caminar, correr, nadar y andar en bicicleta. Nos sentimos mejor con la transpiración, un ritmo cardiaco elevado y músculos en funcionamiento. Cuando el dolor en las articulaciones nos priva de esa movilidad, aumentamos de peso, sufrimos trastornos del estado de ánimo y quedamos sujetos a más **BioDebt**. La osteoartritis de la rodilla es la causa principal de discapacidad crónica en las personas mayores de países desarrollados, con un impacto en los Estados Unidos calculado en $60 mil millones. Se calcula que afecta de manera negativa la calidad de vida de más de 20 millones de estadounidenses; la mayoría de ellos supera los 55 años.

Como en el caso de la osteoporosis, las personas con osteoartritis parecen carecer de ciertos nutrientes:

Depleción compensatoria: osteoartritis	
Deficiencia primaria	**Nutrientes de apoyo**
Vitamina D Glucosamina	Té verde Granada Antioxidantes

El vínculo entre la osteoartritis y la osteoporosis

La osteoporosis no origina de manera directa la osteoartritis, tampoco parece darse el caso inverso. No obstante, resulta evidente que existen vínculos. Varios estudios a largo plazo sobre la osteoartritis y la osteoporosis, incluido el Estudio de Chingford, un estudio a largo plazo de 1,000 mujeres en el Reino Unido financiado por la Campaña para la Investigación de la Artritis, sugieren que la osteoartritis podría ser una disfunción del hueso al igual que del cartílago, lo que significa que ambas afecciones tienen algo en común: huesos poco saludables. Existen ciertas especulaciones de que ambas enfermedades se deben, en gran parte, al hecho de que el cuerpo esté demasiado ácido, es decir, con un desequilibrio en su nivel de pH. En consecuencia, estos ácidos dañan muchas áreas del cuerpo, incluidos huesos y cartílagos. Nuestra teoría es diferente pero bien fundamentada sobre la conexión entre estas dos afecciones y, de hecho, este libro podría ser el medio donde profesionales médicos hayan articulado esta teoría por primera vez en un trabajo publicado e importante.

El vínculo común entre la osteoporosis y la osteoartritis es que ambas surgen principalmente a raíz de una deficiencia crónica de vitamina D.

Como analizaremos en mayor detalle en el capítulo de nutrientes energéticos sobre vitamina D, esta vitamina antiguamente humilde se ha convertido en una súper estrella. Se la conoce como vitamina para "dientes sanos y huesos sanos", porque aumenta la capacidad del cuerpo de absorber calcio y fósforo, que se necesitan para la mineralización, el crecimiento y la sanación de los huesos. Pero los nuevos estudios han demostrado que la vitamina D es un tipo de medicamento maravilloso. Nuevas investigaciones nos indican que la vitamina D puede reducir el riesgo de contraer cáncer, prevenir algunos ataques cardiacos en los hombres, reducir la tasa de mortalidad de todas las causas relacionadas con la salud en un periodo de ochenta años y, de acuerdo con una investigación de 2009 publicada por la Universidad de Tufts, parece estar vinculada con niveles más bajos de glucemia en ayunas y mejor sensibilidad a la insulina. Incluso se han realizado investigaciones que demuestran que la vitamina D podría proteger contra trastornos del sistema inmunológico, infecciones como la tuberculosis y quizás trastornos mentales, incluida la esquizofrenia.

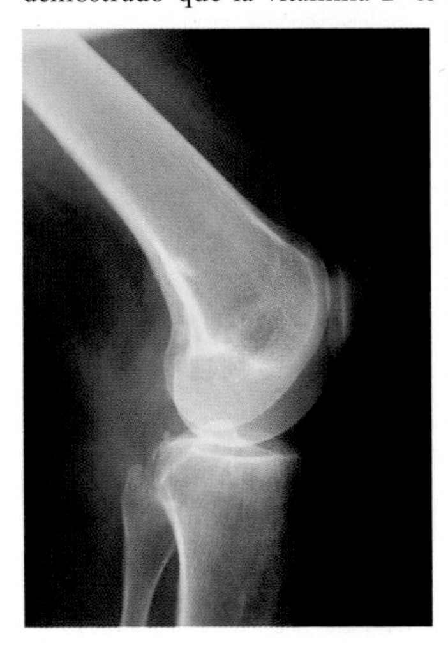

Agregue osteoartritis y osteoporosis a la lista. Se basa en una cantidad cada vez mayor de pruebas científicas.

- Un estudio realizado por el Centro Médico de Tufts-Nueva Inglaterra revela que los niveles bajos de vitamina D podrían causar mayor dolor de rodilla y dificultad para caminar en personas que ya tienen osteoartritis.
- De acuerdo con un estudio de la Facultad de Medicina de Harvard, un porcentaje considerable de mujeres que se someten a cirugía por osteoartritis en la cadera tienen osteoporosis y deficiencia de vitamina D.
- Investigaciones publicadas en 1996 en la revista *Annals of Internal Medicine*, el resultado de un estudio con 556 pacientes, sugieren que los niveles bajos de vitamina D se asocian con un mayor riesgo de osteoartritis, incluida la formación de osteofitos y pérdida de cartílago.
- Diversos estudios sugieren que la vitamina D reduce la inflamación.
  El Dr. James Dowd, del Instituto de Artritis de Michigan, ha recetado altas dosis de vitamina D a sus pacientes y afirma que observa resultados increíbles que indican menor dolor y mayor movilidad.
- Un estudio realizado en 2004 por la Universidad de Boston demostró no sólo que las deficiencias de vitamina D parecen incrementar el riesgo de osteoartritis de rodilla grave, sino también que el aumento de los niveles de vitamina D mejora la fuerza muscular y función física de los pacientes con osteoartritis de rodilla.

Se sabe desde hace un tiempo que las deficiencias de vitamina D, calcio, fósforo y magnesio aumentan el riesgo de osteoporosis. Pero la vitamina D también es un factor en el desarrollo de la osteoartritis. Si no ingiere la cantidad suficiente de vitamina D, aumenta su riesgo de contraer una enfermedad. Si ingiere la dosis suficiente, puede reducir el riesgo.

La edad, el tabaquismo, el consumo excesivo de alcohol, un estilo de vida sedentario y los antecedentes genéticos son todos factores de riesgo para la osteoporosis y la osteoartritis. Pero la vitamina D parece ser el vínculo nutricional común que salva las distancias entre la causa y el efecto y nos muestra una sola medida terapéutica que podría prevenir o reducir la gravedad de ambas afecciones.

Prevención del síndrome de disfunción ósea

Hemos mencionado los riesgos de algunos medicamentos para la osteoporosis. Los medicamentos para la artritis también vienen con sus factores de riesgo. Muchos analgésicos comunes llamados medicamentos antiinflamatorios no esteroideos o AINE, como ibuprofeno y naproxeno, han sido asociados con una mayor presión sanguínea en los hombres, mientras que la aspirina puede provocar problemas estomacales y hemorragia. Los analgésicos de venta bajo receta, como Vioxx™ y

Celebrex™, han sido asociados con un mayor riesgo de "eventos cardiovasculares negativos", forma legal de referirse a los ataques cardiacos.

Afortunadamente, tiene opciones sistémicas y holísticas que pueden prevenir estas disfunciones óseas y, en algunos casos, reducir su gravedad e incluso revertir su progresión. Desde una perspectiva que se centra en el estilo de vida, el consejo más importante es hacer ejercicio y controlar su peso. La actividad física estimula los huesos para generar nueva masa muscular, fortalece los músculos alrededor de las articulaciones, ayuda a reducir la inflamación en las articulaciones y el dolor resultante y repone el suministro natural de lubricante del cuerpo. También ayuda a prevenir el aumento de peso que puede incrementar la presión sobre las articulaciones.

El entrenamiento de resistencia, especialmente el que involucra los músculos de la espalda y la columna, puede ayudar a prevenir las fracturas por compresión en la columna vertebral así como la postura encorvada. El ejercicio aeróbico con pesas, como bailar, caminar y subir las escaleras, actúa sobre los huesos de las piernas y las caderas para aumentar la masa ósea y prevenir la pérdida ósea. Pero puede hacer más que esto.

Modificaciones en la dieta
Reduzca la cantidad de alimentos como azúcares simples y carbohidratos, que inducen a la inflamación de las articulaciones y fomentan el aumento de peso.
Ingiera más alimentos ricos en calcio, magnesio y vitamina D (leche, yogur, queso, tofu, sardinas, salmón, vegetales de hojas verdes).
Suplementos de nutrientes energéticos
Vitamina D: si no puede pasar 15 minutos por día bajo el sol, los suplementos son un excelente medio para obtener una cantidad suficiente de este nutriente que confiere tantos beneficios en tantas áreas de la salud. Algunos de sus defensores dicen que 2000 unidades internacionales (UI) son suficientes para obtener todos los beneficios de la vitamina, y otros afirman que se necesitan hasta 10,000 UI para obtener los efectos protectores completos contra la osteoporosis, la osteoartritis, el cáncer y las enfermedades cardiacas.
Glucosamina: es un compuesto natural presente en el cartílago saludable y, en general, junto con la condroitina. Pruebas contundentes de estudios clínicos indican que los suplementos de glucosamina por vía oral fortalecen el cartílago, especialmente en la osteoartritis de la rodilla, donde se han realizado la mayoría de las experimentaciones.
Ácidos grasos omega 3: los ácidos grasos omega 3 aumentan la absorción de calcio en el intestino, reducen la cantidad de calcio eliminado en la orina, suben los niveles de calcio en el hueso y mejoran la fuerza ósea.

Cuánto puede costar

Sorprendentemente, los costos asociados al manejo y tratamiento del síndrome de disfunción ósea, una afección no mortal, podrían ser mayores que los de cualquier otro síndrome que hemos analizado porque produce tal discapacidad y pérdida de calidad de vida. Algunos ejemplos de los posibles costos:

Costo total hipotético del control del síndrome de disfunción ósea durante 20 años (sin tener en cuenta los gastos que corren por cuenta de la aseguradora)	
Medicamento para la osteoporosis [1]	$105/mes $25,200 al cabo de 20 años
Reemplazo de las dos rodillas [2]	$21,600
2 internaciones por fracturas de pie y rodilla [2]	$28,900
Aparatos de movilidad (sillas de ruedas, vespas) [3]	$2,250 (suponiendo 3 aparatos al cabo de 20 años)
Típico reacondicionamiento del hogar para facilitar la movilidad y la seguridad [4]	$2,500
Costo total aproximado del síndrome de disfunción ósea	$81,050

[1] Blue Cross/Blue Shield de Tennessee
[2] *Health Care Blue Book*
[3] http://www.scooter.com
[4] Asociación Nacional de Constructores de Viviendas

Es obvio que se prefieren medidas como hacer suficiente ejercicio y tomar minerales y ácidos grasos omega 3 antes que el costo, el dolor y el trastorno de someterse al reemplazo de las articulaciones. Afortunadamente, al igual que todos los síndromes analizados en *Salud es riqueza*, el síndrome de disfunción ósea responde bien al nuevo equilibrio y a la reposición de los nutrientes adecuados. Esto podría darles esperanzas de mayor movilidad y mejor calidad de vida a muchas personas, no sólo a los ancianos y obesos.

Ahora pasemos a la siguiente sección de *Salud es riqueza*, donde ahondaremos en los diez nutrientes energéticos y explicaremos por qué son importantes y cómo usarlos para obtener un bienestar óptimo y **BioWealth**.

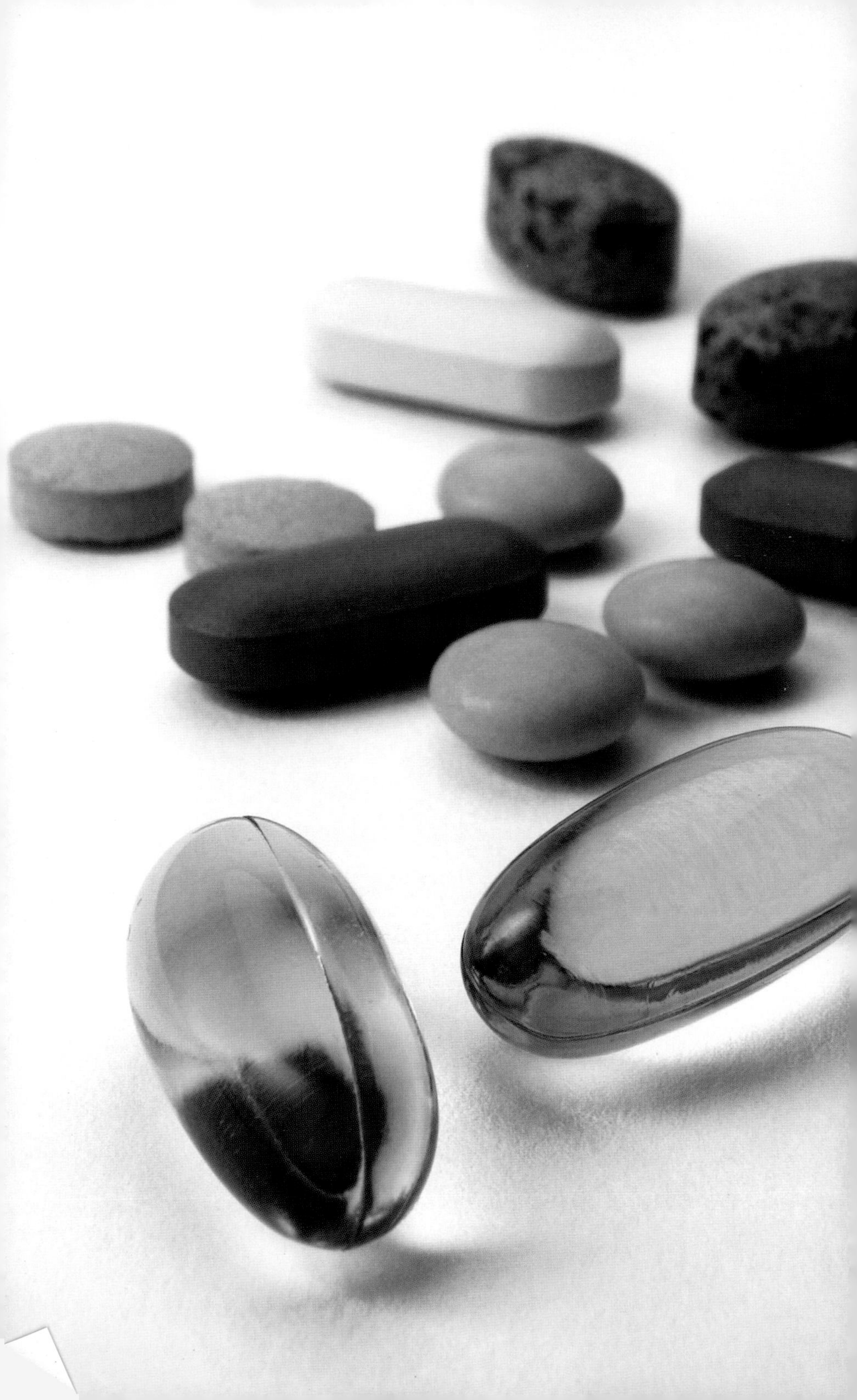

SECCIÓN

3

Nutrientes energéticos

Capítulo Siete

Ácido alfa lipoico

Datos importantes

- ✦ Antioxidante soluble tanto en agua como en grasa.
- ✦ Participa en la conversión de carbohidratos en energía.
- ✦ Ayuda a mejorar el metabolismo de la glucosa y la sensibilidad a la insulina.
- ✦ Aprobado como medicamento en Alemania para el tratamiento de la neuropatía diabética.

Pocas moléculas ofrecen más beneficios a su cuerpo con menos efectos secundarios negativos potenciales que el ácido alfa lipoico. El ácido alfa lipoico es un ácido graso que puede hallarse en cada célula; su función básica es asistir al cuerpo en la conversión de glucosa en energía utilizable para activar las funciones normales del cuerpo. Pero según lo que hemos descubierto, el ácido alfa lipoico hace mucho más que eso.

El ácido alfa lipoico también es un antioxidante potente que neutraliza los electrones solitarios producto de la oxidación de los alimentos, el estrés y la contaminación, y evita que dañen las células sanas. Pero lo que hace al ácido alfa lipoico único es que actúa en agua y grasa, a diferencia de los antioxidantes comunes: vitamina C y E. Aún más impresionante es el hecho de que parece tener el poder de reciclar antioxidantes como la vitamina C y el glutatión (a menudo denominado el antioxidante maestro) después de haber agotado su eficacia al repeler los radicales libres peligrosos. Esto puede hacer que la ingesta alimenticia habitual de otros antioxidantes sea mucho más eficaz. Por último, el ácido alfa lipoico es un precursor del glutatión y ayuda a incrementar los niveles de este antioxidante en el cuerpo.

Los científicos primero descubrieron el poder del ácido alfa lipoico en experimentos llevados a cabo por los Institutos Nacionales de Salud en la década de los setenta. Los investigadores administraron ácido alfa lipoico por vía intravenosa a 79 personas con un daño agudo en el hígado, y 75 de ellas recuperaron completamente la función hepática. El mismo equipo de investigación siguió hasta producir resultados satisfactorios usando la capacidad del ácido alfa lipoico con el fin de alterar la expresión de los genes para tratar eficazmente el cáncer pancreático y el linfoma, y así prolongar la vida y revertir completamente los signos y síntomas del cáncer en el caso de un paciente.

Aplicaciones

- **Potente antioxidante.**
- **Estimulante metabólico.**
- **Mantenimiento del metabolismo de la glucosa y la sensibilidad a la insulina.**
- **Ayuda en el rendimiento al hacer actividad física.**
- **Contribuye con el tratamiento de la obesidad, diabetes tipo 2 y enfermedades cardiovasculares.**

Beneficios del ácido alfa lipoico

Reducción de los efectos del proceso de envejecimiento

Un aspecto importante del proceso de envejecimiento es el daño celular causado por el estrés oxidativo de los radicales libres. Los antioxidantes previenen el daño oxidativo de los radicales libres al "donar" un electrón al radical libre y "limpiar" estas peligrosas moléculas. El ácido alfa lipoico es uno de los antioxidantes más potentes y versátiles. Su capacidad para actuar en entornos solubles en agua y en grasa significa que puede acceder a todas las partes de las células para neutralizar los radicales libres.

Otras investigaciones han demostrado que la oxidación daña las mitocondrias de la célula, el sistema microscópico responsable de permitir a las células convertir el alimento en energía. El daño mitocondrial es un factor importante en el proceso de envejecimiento y las enfermedades degenerativas, como el cáncer, las enfermedades cardiovasculares, la diabetes, trastornos del sistema inmunológico y los trastornos cognitivos. El ácido alfa lipoico, junto con el aminoácido acetil-L-carnitina, parece ser capaz de revertir el deterioro de las mitocondrias en personas mayores y restablecer las funciones de conversión de energía del cuerpo a niveles similares a los que tenían cuando eran más jóvenes. En otras palabras, el ácido alfa lipoico podría, de hecho, revertir algunos de los principales efectos del proceso de envejecimiento.

Beneficios del ácido alfa lipoico

Diabetes

La insulina producida por el páncreas ayuda a transportar la glucosa y los aminoácidos esenciales dentro de las células del cuerpo donde pueden transformarse en energía utilizable. Sin embargo, a raíz de la diabetes o la resistencia a la insulina, los altos niveles de glucosa del cuerpo disminuyen la eficacia de este traslado y, dado que la insulina se torna menos eficaz, se genera mayor presión sobre el páncreas para que produzca más cantidad. En el caso de las personas prediabéticas con resistencia a la insulina, este proceso a menudo puede derivar en una verdadera diabetes.

Las investigaciones demostraron que el ácido alfa lipoico parece mejorar la aceptación de la glucosa en células resistentes a la insulina, lo que restablece parte de la eficacia de la insulina. Diversos investigadores europeos trataron a 12 adultos con sobrepeso y diabetes tipo 2, de una edad promedio de 53, con 600 mg de ácido alfa lipoico administrado por vía oral, dos veces al día, durante cuatro semanas. Un grupo de control integrado por una docena de pacientes con tolerancia normal a la glucosa recibió el mismo suplemento. El ácido alfa lipoico aumentó contundentemente la sensibilidad a la insulina en los pacientes diabéticos durante este corto período, un resultado muy prometedor, no sólo para el tratamiento contra la diabetes, sino también para su prevención.

Otro uso importante del ácido alfa lipoico relacionado con la diabetes tipo dos es en el tratamiento de la neuropatía periférica: el dolor de los nervios, el entumecimiento y el cosquilleo que los diabéticos sufren frecuentemente. Investigadores alemanes han descubierto que la actividad antioxidante del ácido alfa lipoico puede mejorar la condición de los nervios dañados y evitar mayores daños. Un estudio controlado con placebo que involucraba a 328 pacientes diabéticos demostró que un tratamiento diario con 600 mg de ácido alfa lipoico administrado vía intravenosa aliviaba los síntomas comunes, como el dolor, el ardor y la picazón en los pies en muchos pacientes.

Síndrome metabólico y enfermedad cardiaca

Una cantidad de evidencia abrumadora ahora sugiere que el ácido alfa lipoico no sólo ayuda al cuerpo a utilizar la glucosa con mayor eficiencia, sino también podría mantener un funcionamiento adecuado del endotelio, el recubrimiento celular de los vasos sanguíneos que secreta óxido nítrico que mejora la circulación y la salud cardiovascular.

Un análisis reciente de investigaciones experimentales reveló que el ácido alfa lipoico puede ayudar a mitigar varios componentes del síndrome metabólico al reducir la presión sanguínea y la resistencia a la insulina, lo que deriva en el mejoramiento de los niveles de colesterol y triglicéridos, y el control del peso. Asimismo, un estudio de 36 pacientes con la enfermedad de la arteria coronaria reveló que una combinación de ácido alfa lipoico y acetil-L-carnitina reduce la presión sanguínea y mejora la función endotelial. El ácido alfa lipoico podría ser un potente recurso complementario para mantener una presión sanguínea saludable y salud vascular.

Parece ser posible que el ácido alfa lipoico tenga también un valor protector en la prevención de la aterosclerosis o el endurecimiento de las arterias. Un grupo de 26 científicos investigó si la terapia con ácido alfa lipoico inhibía la aterosclerosis en los ratones y descubrió que el suplemento reducía significativamente la formación de una lesión aterosclerótica en grandes vasos sanguíneos. También existen pruebas que indican que el ácido alfa lipoico tiene algunas funciones beneficiosas para controlar el peso corporal. Estudios realizados en ratones y ratas demostraron que el suplemento reduce la capacidad del cuerpo de acumular grasa y puede, incluso, reducir el riesgo de diabetes al disminuir los niveles de triglicéridos. Esta evidencia señala beneficios potenciales grandiosos del ácido alfa lipoico como un agente que previene lo que llamamos síndrome sedentario inflamatorio.

Enfermedad de Alzheimer y enfermedad de Parkinson

El ácido alfa lipoico también parece producir un efecto beneficioso sobre la función cognitiva y la salud cerebral. Puede cruzar la barrera hematoencefálica (una capa de vasos sanguíneos y células que evita que la mayoría de las sustancias, incluidos muchos medicamentos, alcancen el tejido cerebral) y entrar al cerebro. Se cree que protege al cerebro y al tejido nervioso al prevenir los daños de los radicales libres. También podría proteger al cerebro contra la acumulación de placas de beta-amiloide, considerada la causa principal de la enfermedad de Alzheimer.

En un estudio prolongado a lo largo de cuatro años en 43 pacientes con la enfermedad de Alzheimer, los investigadores descubrieron que el suplemento diario con 600 mg de ácido alfa lipoico junto con el neurotransmisor acetilcolinesterasa estabilizaba las funciones cognitivas de los pacientes y reducía de manera drástica la velocidad de progresión de la enfermedad. Otros investigadores han descubierto que el ácido alfa lipoico podría incrementar la producción del cerebro del neurotransmisor acetilcolina, que es deficiente en las personas con la enfermedad de Alzheimer.

La enfermedad de Parkinson también podría responder de manera positiva ante el suplemento con ácido alfa lipoico. Estudios previos demuestran que el ácido alfa lipoico previene el estrés oxidativo que puede dañar las células nerviosas en la sustancia negra, un área del cerebro afectada por la enfermedad de Parkinson, lo que produce muchos de los deterioros motores causados por la enfermedad. Por medio del aumento de los niveles del glutatión y de la protección de las mitocondrias, el ácido alfa lipoico parece reducir el daño sobre los tejidos neurales y brindar protección contra futuros daños.

Visión

Se detectó en varios estudios que el ácido alfa lipoico incrementa las enzimas antioxidantes en el ojo, lo cual brinda protección contra el daño oxidativo y frena la formación de cataratas. En un estudio de pacientes con glaucoma de "ángulo abierto", el suplemento diario de ácido alfa lipoico mejoró la función visual en oposición a pacientes que no recibieron el suplemento. Por último, estudios en animales indicaron que la combinación de ácido alfa lipoico y vitamina E parece prevenir la muerte de células de la retina que señala el comienzo de una retinitis pigmentosa.

Conexiones entre los nutrientes

Las investigaciones realizadas sugieren que el ácido alfa lipoico podría producir un "efecto ahorrativo" en algunos antioxidantes, incluidas las vitaminas C y E. Incluso después de que los antioxidantes hayan agotado su potencial para neutralizar los radicales libres a nivel celular, el ácido alfa lipoico podría recargar las moléculas para permitirles continuar con su acción protectora. La acetil-L-carnitina, un aminoácido modificado, también colabora con el ácido alfa lipoico.

Interacciones

El ácido alfa lipoico es extremadamente seguro pero, dado que puede mejorar el metabolismo de la glucosa, debería utilizarse de manera adecuada si se lo combina con cualquier medicamento para la diabetes.

Suplemento recomendado

- 20 a 50 mg diarios para una protección antioxidante;
- 300 a 600 mg diarios para diabetes y disfunción cardiovascular.

Capítulo Ocho

Aminoácidos

Datos importantes

- ✦ **Elementos fundamentales de todas las proteínas.**
- ✦ **Algunos pueden fabricarse mediante procesos biológicos; otros deben incorporarse por medio de la dieta o los suplementos.**
- ✦ **Los aminoácidos que no pueden sintetizarse se denominan esenciales y deben obtenerse por medio de los alimentos.**
- ✦ **Los aminoácidos esenciales incluyen la lisina, la fenilalanina, el triptófano, la arginina y la histidina.**
- ✦ **Los aminoácidos no esenciales incluyen la alanina, la asparagina, el aspartato, la cisteína, la glutamina, la glicina y la prolina.**

Estamos hechos de aminoácidos. Estos compuestos orgánicos son elementos fundamentales para la vida, que se combinan en cadenas de péptidos y polipéptidos para formar las proteínas que, a su vez, forman los músculos, los órganos, el cerebro y más. No es de extrañarse que un estado de salud óptimo dependa en gran parte del reabastecimiento del cuerpo con una infusión periódica y uniforme de aminoácidos esenciales.

El cuerpo utiliza alrededor de 20 aminoácidos comunes en casi una infinidad de combinaciones para sintetizar las decenas de miles de proteínas diferentes que lo forman. Además, cientos de aminoácidos no proteicos se encuentran en la naturaleza y también desempeñan papeles vitales, como el neurotransmisor GABA. Asimismo, se utilizan muchos aminoácidos para sintetizar otras moléculas. Como mencionamos en el Capítulo 5, el triptófano es el precursor del neurotransmisor serotonina.

De los 20 aminoácidos principales que el cuerpo utiliza, puede fabricar algunos, mientras que otros deben ser provistos mediante dieta o suplementos. Los aminoácidos que no pueden sintetizarse se denominan *esenciales* y deben obtenerse por medio de los alimentos o los suplementos dietéticos.

Muchos tomamos suplementos de comprimidos de vitaminas y minerales, y algunos tomamos suplementos de hierbas o nutrientes esenciales, como los ácidos grasos omega 3; sin embargo, muchas personas desconocen los efectos que la insuficiencia de ciertos aminoácidos produce en la salud, o que deberían tomar suplementos de aminoácidos, o bien, que eso es posible.

Lo que hace que los aminoácidos sean aún más problemáticos es que, para los niños, los aminoácidos no esenciales, como cisteína, taurina, tirosina, histidina y arginina son semiesenciales porque sus cuerpos no han desarrollado completamente la capacidad de sintetizar estas moléculas. No obstante, los aminoácidos no esenciales pueden brindar importantes beneficios. Por ejemplo, se sabe que los suplementos de arginina aumentan la producción de óxido nítrico del cuerpo, que dilata los vasos sanguíneos, disminuye la presión sanguínea, previene la concentración del colesterol y brinda protección contra las enfermedades cardiacas. Por esta razón es tan vital que, mientras trabajamos para tratar los efectos crónicos del síndrome de deficiencia de nutrientes, los suplementos de aminoácidos se conviertan en una prioridad para la optimización de la salud.

Aplicaciones

Dada la gran variedad de funciones desempeñadas por diversos aminoácidos, nos resulta imposible enumerar todas sus aplicaciones aquí. En cambio, presentaremos los beneficios clave de algunos de los aminoácidos más importantes desde la perspectiva de los suplementos para prevenir el síndrome de deficiencia de nutrientes.

Beneficios de los aminoácidos

Los siguientes son los efectos positivos que producen los niveles óptimos de suplementos de los que consideramos los aminoácidos más importantes en nuestro organismo.

Arginina

El cuerpo puede producir arginina, pero no en niveles suficientes como para obtener sus beneficios más importantes. Se recomienda a las personas que tienen una nutrición deficiente o padecen ciertas afecciones físicas que complementen sus dietas con arginina o aumenten la ingesta de alimentos que contengan arginina.

La arginina desempeña un papel importante en la cicatrización de heridas, la eliminación del amoníaco del cuerpo, la estimulación de la función inmunológica y la liberación de hormonas. La arginina es la única precursora de la síntesis de óxido nítrico que, como hemos mencionado, contribuye a una mejor presión sanguínea, colesterol "malo" reducido y un sistema cardiovascular más saludable. Un estudio de 2008 publicado en el *Journal of Nutrition* reveló que la arginina reducía el aumento de grasa y masa muscular en ratas, un desarrollo que podría utilizarse para el control de la obesidad.

Otros beneficios y funciones atribuidas a la ingesta por vía oral de arginina incluyen:

- estimulación de la secreción de las hormonas antienvejecimiento más importantes;
- mejor función inmunológica;
- tiempo reducido de cicatrización de lesiones, particularmente huesos;
- riesgo reducido de enfermedades cardiacas;
- mayor masa muscular;
- grasa corporal reducida;
- mayor sensibilidad a la insulina;
- presión sanguínea disminuida;
- paliación de la infertilidad masculina mediante una mayor producción de espermas y motilidad; y
- mayor circulación en todo el cuerpo, incluidos los órganos sexuales.

Tirosina

La tirosina es uno de los 20 aminoácidos comunes utilizados por las células para sintetizar proteínas. La palabra "tirosina" proviene del griego *tyros* que significa "queso", ya que fue descubierta en 1846 por un químico alemán en la proteína que recubre el queso. Además de ser un elemento fundamental de las proteínas, la tirosina desempeña un papel especial en cuanto a la *transducción de señales*, el proceso por el cual una célula convierte un tipo de estímulo en otro.

En los seres humanos, la tirosina se sintetiza a partir del aminoácido fenilalanina, que proviene de los alimentos. En la glándula adrenal, la tirosina es luego convertida en levodopa por medio de una reacción enzimática. La levodopa está involucrada en la síntesis de neurotransmisores vitales, como dopamina, epinefrina y norepinefrina. Las hormonas tiroideas T3 y T4 también provienen de la tirosina.

Beneficios de los aminoácidos

En varios estudios se descubrió que la tirosina es útil durante situaciones de estrés, fatiga, trabajo, privación del sueño y donde se observan niveles elevados de hormonas del estrés. También se ha observado el papel de la tirosina en la pérdida de peso inducida por el estrés y en su capacidad de mejorar el rendimiento cognitivo y físico. La tirosina no parece producir ningún efecto significativo en el estado de ánimo, la capacidad cognitiva o el rendimiento físico en circunstancias normales.

Triptófano

El triptófano es uno de los veinte aminoácidos comunes, así como un aminoácido esencial en la dieta humana. El triptófano actúa como precursor bioquímico de los siguientes compuestos:

- La serotonina, un neurotransmisor, se sintetiza a partir del triptófano hidroxilasa. La serotonina, a su vez, puede convertirse en melatonina.
- La niacina también puede sintetizarse a partir del triptófano.

Algunas investigaciones anteriores indican que el triptófano podría intervenir de alguna manera en la cicatrización de heridas. Un pequeño estudio llevado a cabo en 2008 por el Hospital Balmain en Nueva Gales del Sur, Australia, reveló que el 89% de los pacientes del hospital que presentaban heridas carecían de triptófano (como también de otro aminoácido: histidina).

Muchas personas consideran que el triptófano es una ayuda para dormir, segura y razonablemente eficaz, probablemente dada su capacidad para incrementar los niveles de serotonina, un neurotransmisor calmante. La serotonina también es esencial para fabricar melatonina, una hormona que induce al sueño segregada por la glándula pineal en respuesta a la oscuridad. Diversos estudios clínicos confirman la eficacia del triptófano como ayuda para dormir y para una variedad cada vez mayor de otras afecciones típicamente asociadas con bajos niveles de serotonina, incluidos el trastorno disfórico premenstrual y el trastorno afectivo estacional, en los cuales una persona sufre síntomas de depresión en respuesta a los cambios que acompañan la transición hacia los oscuros meses del invierno. En particular, el triptófano se perfila como un antidepresivo natural.

Taurina

La taurina, un aminoácido condicionalmente esencial, es un componente importante en la secreción biliar para la digestión y puede encontrarse, en menor cantidad, en otros tejidos del cuerpo humano.

Beneficios de los aminoácidos

Estudios realizados en animales de laboratorio han demostrado múltiples funciones fisiológicas de la taurina. Ratones obesos mostraron niveles reducidos de taurina, un factor que podría haber contribuido a su aumento de peso. También se ha observado que niveles elevados de taurina disminuyen el peso y el azúcar en sangre en estudios de ratas diabéticas. Estudios recientes han demostrado, también, que niveles potenciados de taurina pueden incidir en los defectos en el flujo sanguíneo nervioso y en la conducción de los nervios motores, y posiblemente revertirlos, así como mejorar la función de los nervios en pacientes diabéticos. Según estudios en animales, la taurina podría actuar como agente modulador o ansiolítico en el sistema nervioso central. En estudios recientes, también se combinó la taurina con otros nutrientes que mejoran el rendimiento, en parte, debido a los resultados que indican que la taurina alivia la fatiga muscular en entrenamientos extenuantes y aumenta la capacidad de ejercicio.

Lisina

La lisina es un aminoácido esencial y un elemento fundamental y necesario para todas las proteínas del cuerpo. La lisina desempeña un papel importante en la absorción de calcio, la acumulación de proteínas musculares, la recuperación tras una cirugía o lesiones deportivas y en la producción de hormonas, enzimas y anticuerpos. Además, la lisina es altamente beneficiosa para aquellos con infecciones de herpes simple porque puede inhibir el crecimiento viral.

No es de extrañarse que una molécula tan fundamental traiga consigo algunos síntomas graves de deficiencia, incluidos daños a los tejidos musculares y conectivos, fatiga, concentración deficiente, caída del cabello y anemia.

Cisteína

Aunque se la clasifica como un aminoácido no esencial, la cisteína podría ser esencial para los bebés, los ancianos y personas con ciertas enfermedades metabólicas o que padezcan síndromes de mala absorción. Generalmente, el cuerpo humano puede sintetizar la cisteína en condiciones normales, si existe una cantidad suficiente del aminoácido *metionina*.

La cisteína es un potente agente desintoxicante y, frecuentemente junto con el ácido aspártico y la citrulina, ayuda al cuerpo a recuperarse de toxinas creadas por el consumo de alcohol y tabaco. Sus propiedades antioxidantes habitualmente toman la forma del tripéptido *glutatión*, que se sintetiza a partir de la cisteína. El glutatión lleva a cabo tres funciones fundamentales en el cuerpo:

- fortalece el sistema inmunológico;
- actúa como el antioxidante principal del cuerpo;
- dirige las funciones de otros antioxidantes y ayuda a moléculas, como las vitaminas E y C, a ser más eficientes en la prevención del daño oxidativo en las células.

Citrulina

La citrulina se produce a partir de la *ornitina*, en uno de los procesos centrales del ciclo de la urea. El nombre citrulina deriva de *citrullus*, la palabra en latín para referirse a la sandía, de donde se aisló por primera vez en 1930.

Se observó que la citrulina produce efectos de optimización del rendimiento y reduce la fatiga muscular. Es un aminoácido altamente especializado involucrado en el mantenimiento de un nivel equilibrado de nitrógeno en el cuerpo y la estimulación del metabolismo. Pero el beneficio principal de la citrulina parece ser el hecho de que se puede convertir en arginina, el potente aminoácido que produce óxido nítrico, que, a su vez, contribuye a la salud cardiovascular por medio de la dilatación de los vasos sanguíneos.

Carnitina

La carnitina es sintetizada a partir de los aminoácidos lisina y metionina, principalmente en el hígado y los riñones, en un proceso que depende de la vitamina C. Es necesaria en las células para el transporte de ácidos grasos dentro de las mitocondrias, lo que, a su vez, genera energía.

Durante el proceso de envejecimiento humano, las concentraciones de carnitina en las células disminuyen, lo que afecta el metabolismo de ácidos grasos en varios tejidos. Los huesos se ven particularmente afectados cuando los niveles de carnitina bajan, dado que requieren la función continua de los osteoblastos para el mantenimiento de masa ósea. En el caso de las mujeres posmenopáusicas, la administración de carnitina puede aumentar las concentraciones de *osteocalcina* en suero, lo que contribuye a una mejor densidad ósea.

La carnitina también produce una acción antioxidante considerable en el cuerpo, lo que brinda un efecto protector para las membranas de las células, particularmente en el músculo cardiaco y el endotelio. Además, la carnitina mejora la eliminación, el almacenamiento, la oxidación y el uso de la glucosa en personas que padecen diabetes tipo 2.

Beneficios de los aminoácidos

Teanina

La teanina (gamma-etilamino L-glutámico o 5-N-etil-glutamina) es un análogo del ácido glutámico o derivado de los aminoácidos comúnmente encontrado en el té verde. La teanina puede utilizarse para reducir el estrés y la ansiedad sin los efectos tranquilizantes presentes en muchos otros agentes calmantes. Pruebas científicas demuestran que la teanina estimula la producción de ondas alfa del cerebro, lo que lo hace sentir relajado, pero alerta, y no somnoliento. La teanina también ayuda al cuerpo a producir otros aminoácidos calmantes, como dopamina, GABA y triptófano. Como podríamos esperar de un suplemento calmante, la teanina podría ser capaz de bajar la presión alta. En cuanto al manejo de trastornos relacionados con el estrés, la teanina es uno de los aminoácidos más eficaces.

Conexiones e interacciones entre los nutrientes

Dado que cubrimos tantos aminoácidos que actúan sobre diversos sistemas del cuerpo e interactúan con una enorme variedad de otras moléculas, enumerar todas las conexiones e interacciones posibles es prohibitivo por razones de espacio. Para obtener más información sobre las conexiones entre los aminoácidos y otros nutrientes o posibles interacciones con medicamentos o suplementos, ingrese en www.healthiswealththebook.com.

Suplemento recomendado

- **Arginina**: 5,000 a 8,000 mg diarios para obtener óptimos beneficios cardiovasculares
- **Tirosina**: 1,000 mg diarios para una mejora mental y física y para la depresión
- **Triptófano**: 500 a 4,000 mg diarios para el insomnio y la depresión
- **Taurina**: 2,000 mg diarios para una estimulación cardiovascular y metabólica
- **Lisina**: 1,000 a 2,000 mg diarios para una mejora del sistema inmunológico
- **Cisteína** : 250 a 1,500 mg diarios para estimular la acción antioxidante
- **Citrulina**: 500 a 2,000 mg diarios para obtener óptimos beneficios cardiovasculares
- **Carnitina**: 1000 a 2,000 mg diarios para una estimulación metabólica
- **Teanina**: 100 a 400 mg diarios para obtener beneficios calmantes

Capítulo Nueve

Antioxidantes

Datos importantes

- Los antioxidantes son moléculas que emparejan sus propios electrones con los "radicales libres", los electrones solitarios que pueden dañar las estructuras celulares, ya que las neutralizan.
- Los antioxidantes se consideran posibles agentes preventivos para el proceso de envejecimiento, el cáncer, la diabetes, la disfunción cardiovascular y la enfermedad de Alzheimer.
- Los antioxidantes intensifican la eficacia del óxido nítrico, que dilata los vasos sanguíneos y contribuye a la salud del endotelio que ayuda a prevenir la disfunción cardiovascular.
- Los antioxidantes son abundantes en alimentos como arándanos, bayas de açaí, manzanas, granadas, fresas, cerezas, ciruelas, batatas, zanahorias, pacanas y té verde.

Los antioxidantes quizás sean los suplementos nutricionales más potentes que tenemos a nuestra disposición, dada su capacidad para prevenir el daño celular y las enfermedades. Los productos alimenticios de consumo, desde el té y el jugo hasta el chocolate amargo, indican su contenido antioxidante en las etiquetas.

Los antioxidantes también intensifican la eficacia del aminoácido arginina. Los antioxidantes no sólo previenen el daño oxidativo, sino que también ayudan al cuerpo a materializar un mayor beneficio cardiovascular a partir del óxido nítrico, la sustancia química que reduce la presión sanguínea, ayuda a mantener las arterias flexibles y reduce el colesterol.

Las principales fuentes alimenticias de antioxidantes son los vegetales y las frutas multicolores (especialmente bayas, manzanas y ciruelas), algunos frutos secos como la pacana, los frijoles, los tés, el café, el chocolate amargo con alto porcentaje de cacao y el vino tinto.

Aplicaciones

En este capítulo, nos concentraremos en cuatro antioxidantes importantes: vitamina E (tocoferoles), vitamina C, cinc y selenio:

- **Vitamina E: formación de hemoglobina y glóbulos, reproducción, protección contra los radicales libres, reduce la oxidación del colesterol, función inmunológica.**
- **Vitamina C: producción de colágeno, absorción de hierro, protección contra los radicales libres.**
- **Cinc: mantenimiento del sistema inmunológico, reproducción, mecanismo de coagulación de la sangre, función tiroidea.**
- **Selenio: estimula numerosas vías metabólicas, la protección contra los radicales libres y la función inmunológica.**

Beneficios de los antioxidantes

Los antioxidantes se han vinculado con un menor riesgo de contraer enfermedades cardiovasculares, trastornos neurológicos, algunos tipos de cáncer, degeneración macular (causa principal de la ceguera), trastornos inmunológicos e incluso podrían conducir a una mayor esperanza de vida.

En un estudio de 72 personas de mediana edad publicado en el *American Journal of Clinical Nutrition*, se asoció la ingestión de sólo una taza diaria de bayas mixtas durante ocho semanas con niveles elevados de colesterol HDL "bueno" y presión sanguínea más baja, dos de los factores que conducen a una mayor salud cardiovascular. La mezcla de bayas incluía fresas, frambuesas, arándanos, grosellas negras, arándanos rojos y aronias. Probablemente el grupo variado de polifenoles (compuestos beneficiosos para la salud presentes en plantas que incluyen antocianinas y ácido elágico) proporcionó los beneficios. También se cree que los polifenoles aumentan los niveles de óxido nítrico. Otras investigaciones han demostrado más beneficios.

- Un estudio realizado en la Universidad de Florida, en Gainesville, demostró que los suplementos de antioxidantes podrían ser efectivos en la reducción del daño vascular producto de la obesidad y la diabetes.
- En un estudio realizado en la Universidad de Oxford con personas de 70 a 74 años se observó que aquellos que consumían niveles elevados de chocolate rico en flavonoides, café y té tenían una mejor función cognitiva que aquellos que no lo hacían. Ahora estos son los tipos de estudios de "vicios" donde la gente haría cola para participar en la investigación.
- Otro estudio realizado por el Departamento de Ciencia y Tecnología de los Alimentos de la Universidad Agrícola de Atenas reveló que las personas que consumían altos niveles de vino tinto y aceite de oliva "verde" crudo (alimentos básicos de la dieta mediterránea, ambos ricos en antioxidantes) habían mejorado la función del endotelio.

El resveratrol (trans-resveratrol) es una fitoalexina antioxidante producida naturalmente por diversas plantas como respuesta ante el ataque de patógenos, como bacterias u hongos. Diversos estudios publicados indican que el resveratrol podría ser uno de los extractos de plantas más eficaces para mantener la longevidad. El resveratrol se encuentra en la piel de las uvas rojas, es un componente del vino tinto y probablemente sea uno de los componentes antioxidantes que contribuyen con la paradoja francesa (la observación que indica que los franceses sufren una incidencia relativamente baja de enfermedades coronarias, a pesar de tener una dieta relativamente rica en grasas saturadas).

Beneficios de los antioxidantes

Entre las fuentes alimenticias importantes de los principales antioxidantes se incluyen:

- zanahorias y vegetales de hojas verdes: *carotenoides;*
- bayas: *antocianinas;*
- manzana, frutas cítricas y té: *flavonoides;*
- aceites vegetales, frutos secos y aguacate: *tocoferoles;*
- vino tinto y uvas rojas: *resveratrol,* un antioxidante especialmente potente;
- chocolate amargo: *epicatequina;*
- té verde, canela y cúrcuma: *catequinas;*
- rábanos y mostaza: *isotiocianatos;*
- cítricos y fresas: *vitamina C; y*
- brócoli y col de Bruselas: *indoles.*

Conexiones entre los nutrientes

La amplia y creciente cantidad de antioxidantes y la gran cantidad de alimentos donde se encuentran hacen imposible reflejar aquí todas las posibles combinaciones de interacciones entre los nutrientes. Para obtener más información, visite el sitio web www.healthiswealththebook.com.

Interacciones

Nota: la mayoría de las interacciones de los medicamentos de venta libre y bajo receta con estos antioxidantes derivan en niveles reducidos del antioxidante en el cuerpo, una reacción que no es intrínsecamente peligrosa. No obstante, consulte con su prestador de atención médica antes de complementar su dieta con antioxidantes si toma alguno de los siguientes medicamentos:

- algunos medicamentos para bajar el colesterol pueden disminuir los niveles de vitamina E; y
- la vitamina C puede interactuar con aspirina y medicamentos antiinflamatorios no esteroideos, lo que reduce los niveles de vitamina C en el cuerpo.

Suplemento recomendado

- **Vitamina E** (d-alfa tocoferol/tocoferoles mixtos): 800 a 1,000 UI diarias
- **Vitamina C**: 1,000 a 2,000 mg diarios
- **Cinc**: 15 a 30 mg diarios
- **Selenio**: 200 mcg diarios

Capítulo Diez

Picolinato de cromo

Datos importantes

- ✦ En 1959, el cromo se identificó por primera vez como un elemento que permite que la hormona insulina funcione adecuadamente.
- ✦ Los azúcares refinados, la harina blanca y la falta de actividad física pueden agotar los niveles de cromo del cuerpo.
- ✦ El cromo contribuye al control del peso al fomentar el mantenimiento de músculo magro y la pérdida de grasa corporal.
- ✦ Estudios recientes indican que el picolinato de cromo puede ayudar a disminuir los antojos de alimentos ricos en carbohidratos.

El cromo interviene en el metabolismo y almacenamiento de grasas, proteínas y carbohidratos del cuerpo, las tres categorías generales de nutrientes que componen la dieta. El picolinato de cromo se identificó por primera vez en 1959 como una forma de cromo que se encontraba fácilmente en elementos biológicos y que parecía ayudar al mejoramiento de la función de la insulina. En personas diabéticas o en aquellas con resistencia a la insulina, la insulina es menos eficaz en el transporte de azúcares, lo que, al fin y al cabo, deteriora la función pancreática.

Con el transcurso de los años, se han hecho muchas afirmaciones sobre el cromo, un mineral esencial aunque ignorado. En investigaciones realizadas se descubrieron beneficios relacionados con la pérdida de peso y salud en general. El cromo, en la forma de picolinato de cromo, tiene más propiedades para examinar.

Aplicaciones

- control de la obesidad y el peso;
- tratamiento del síndrome metabólico y la diabetes tipo 2;
- tratamiento de la disfunción cardiovascular;
- tratamiento de los síntomas de depresión clínica;
- tratamiento del acné.

Beneficios del picolinato de cromo

El picolinato de cromo cuenta con un impresionante listado de beneficios para la salud, muchos relacionados con el estado físico, el desarrollo muscular y la pérdida de peso: menos peso corporal, riesgo reducido de obesidad y, en consecuencia, menos probabilidades de enfermedades cardiacas. Muchos de estos beneficios parecen estar relacionados con una mayor ingesta dietética de cromo, no necesariamente picolinato de cromo. Sin embargo, el picolinato parece ser la forma más simple de este mineral para que el cuerpo lo absorba y utilice.

Menos hambre, menor ingesta de calorías

Los resultados de un ensayo clínico doble ciego, controlado con placebo, realizado al azar y publicado en línea en el periódico *Diabetes Technology & Therapeutics* han confirmado finalmente la importancia del picolinato de cromo como un complemento para el control del peso. Este estudio controlado con placebo, llevado a cabo por el Centro de Investigación Biomédica Pennington, el centro de investigación académica sobre nutrición más grande del mundo, demostró que, para un grupo de 48 mujeres con sobrepeso sin diabetes, un programa de suplementos de picolinato de cromo durante ocho semanas redujo los niveles de hambre en un 24% y la ingesta de alimentos de las mujeres en un 25% en comparación con el grupo de control. Las mujeres también experimentaron menos antojos de alimentos con alto contenido graso, lo que sugiere que un suplemento periódico con el mineral podría afectar la secreción de las hormonas que regulan el apetito y la saciedad, la sensación de estar lleno.

Tratamiento contra la diabetes

El cromo es conocido por mejorar la acción de la insulina en el metabolismo de la glucosa; y se descubrió que las personas con diabetes tipo 2 presentan una insuficiencia de cromo. No obstante, generalmente la evidencia de un beneficio directo del suplemento de cromo en pacientes diabéticos era escasa hasta que se publicaron los resultados de un importante estudio chino en 1997. En el estudio, 180 diabéticos tomaron un suplemento de cromo o un placebo. Después de 120 días, los niveles de glucosa de las personas que recibieron 1000 microgramos por día de picolinato de cromo eran de un 15% a un 19% más bajos que en el caso de los pacientes que tomaron placebo. También mejoraron otros marcadores de control de glucosa a largo plazo.

Un metaanálisis de estudios recientes relacionados con la diabetes sobre el picolinato de cromo reveló que en 13 de los 15 estudios, el suplemento mejoró, al menos, una medida de control glucémico. A medida que se completan más estudios, queda claro que el cromo se reconocerá mucho más como un componente vital de una estrategia general con suplementos para la prevención y el tratamiento de la diabetes.

Control del peso

Desde 1971, al menos 28 ensayos clínicos han analizado el suplemento de cromo y sus efectos sobre el colesterol y los triglicéridos. Estudios doble ciego controlados con placebo han demostrado que el suplemento de picolinato de cromo puede ayudar a incrementar una masa corporal magra, reducir el porcentaje de grasa en el cuerpo y reducir el peso corporal general cuando forma parte de un programa de dieta y actividad física saludables. Un estudio de sujetos obesos demostró que el suplemento de picolinato de cromo mejoraba la composición corporal general (más músculos y menos grasa), incluso cuando los sujetos no seguían una dieta. En otro estudio de pacientes obesos con programas nutricionales muy bajos en contenido calórico, el suplemento ayudó a los pacientes a generar más masa corporal magra.

Disminución de los síntomas de depresión

Investigaciones recientes han revelado un sorprendente vínculo potencial entre el picolinato de cromo y los procesos metabólicos y bioquímicos detrás de los trastornos del estado de ánimo y la depresión. El Dr. Jonathan Davidson de la Universidad de Duke publicó los resultados de su estudio en el que se administraron suplementos de cromo a 15 pacientes con una depresión atípica, quienes luego exhibieron mejoras significativas en cuanto a determinadas conductas, como impotencia, hostilidad, alimentación en exceso y fatiga. Aún más interesante es el hecho de que el suplemento de picolinato de cromo alivió todos los síntomas en un 60% de los sujetos del estudio.

Ensayos clínicos en curso están sentando las bases de una nueva noción sobre la función del picolinato de cromo en la producción, mantenimiento o eficacia de los neurotransmisores. Estas sustancias químicas esenciales, que se agotan como parte de la matriz estrés-insomnio que mencionamos anteriormente, podrían estar vinculadas con el cromo en maneras que aún no comprendemos claramente.

Conexiones entre los nutrientes

El picolinato de cromo puede afectar o ser afectado por los siguientes nutrientes:

- Vitamina C: la insulina facilita el flujo de la vitamina C dentro de la célula, por lo que una menor resistencia a la insulina podría conferir un beneficio añadido de mayor actividad antioxidante de la vitamina C.
- Biotina: los estudios realizados sugieren que agregar biotina al cromo puede mejorar el manejo de los niveles de glucosa en pacientes con diabetes tipo 2.
- Vitamina E: los tocoferoles como la vitamina E pueden mejorar la función de la insulina, lo que incrementa los efectos del cromo.
- Manganeso: el manganeso es un activador o cofactor de muchas enzimas involucradas en el metabolismo de carbohidratos, y su presencia podría incrementar más aún la capacidad del cromo de regular la glucosa.

Interacciones

Ninguna

Suplemento recomendado

- 200 mcg por día como dosis de mantenimiento;
- 500 a 1,000 mcg por día para controlar del peso, síndrome metabólico, diabetes tipo 2 y disfunción cardiovascular.

Capítulo Once

Coenzima Q10

Datos importantes

- El segundo nutriente más importante en el sistema cardiovascular, después del óxido nítrico.
- Los resultados de las biopsias indican que el 75% de los pacientes con afecciones cardiovasculares presentan una insuficiencia de CoQ10.
- Los medicamentos de estatina agotan la CoQ10 del cuerpo.
- La CoQ10 está presente en cada célula vegetal y animal y está concentrada en el corazón humano.

La coenzima Q10 (CoQ10) es una sustancia similar a las vitaminas y un componente esencial de las mitocondrias, las unidades productoras de energía de las células del cuerpo. Interviene en la fabricación de ATP, la energía que utilizan todos los procesos corporales. La Coq10 es como la bujía del motor de un auto. Tal como el auto no puede funcionar sin la chispa inicial, el cuerpo no puede funcionar sin CoQ10. Fue descubierta por investigadores de la Universidad de Wisconsin en 1957 y desde entonces las investigaciones realizadas demostraron beneficios significativos de la CoQ10 como antioxidante y en el tratamiento de una variedad de problemas de salud.

Dado que la CoQ10 facilita la conversión de grasas y azúcar en energía, es esencial contar con los niveles suficientes para casi todos los tejidos del cuerpo. Cuando existe una deficiencia de CoQ10, la función metabólica sufre y los tejidos con altas exigencias de energía, como el corazón, el cerebro y los riñones, pueden sufrir daños. Una cantidad cada vez mayor de pruebas científicas señala, sin dudas, la función que desempeña la CoQ10 como protagonista en el mantenimiento nutricional de un estado de salud óptimo junto con otros nutrientes energéticos tan versátiles como la arginina y los ácidos grasos omega 3.

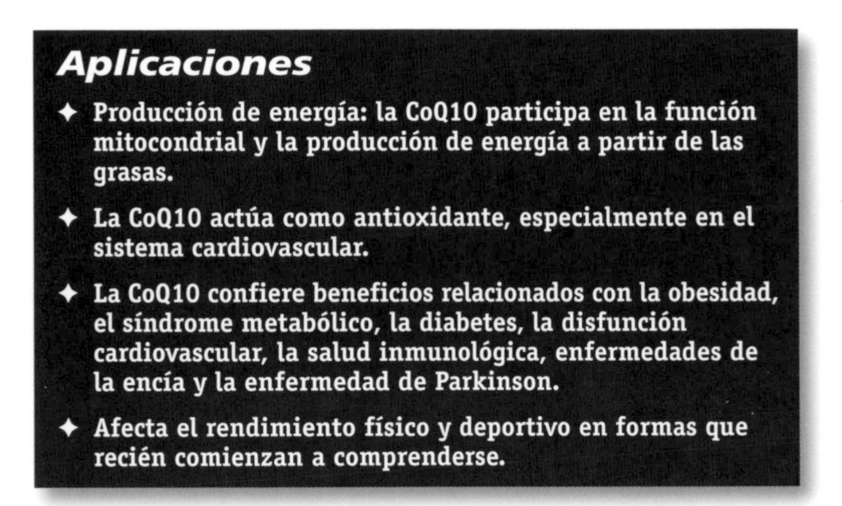

Aplicaciones

- **Producción de energía: la CoQ10 participa en la función mitocondrial y la producción de energía a partir de las grasas.**
- **La CoQ10 actúa como antioxidante, especialmente en el sistema cardiovascular.**
- **La CoQ10 confiere beneficios relacionados con la obesidad, el síndrome metabólico, la diabetes, la disfunción cardiovascular, la salud inmunológica, enfermedades de la encía y la enfermedad de Parkinson.**
- **Afecta el rendimiento físico y deportivo en formas que recién comienzan a comprenderse.**

Beneficios de la coenzima Q10

Al igual que ocurre con muchos nutrientes energéticos, la ciencia ha descubierto que la CoQ10 es beneficiosa para un conjunto cada vez más amplio de problemas de salud y sistemas biológicos. Sin embargo, las aplicaciones terapéuticas primordiales de la CoQ10 son las enfermedades cardiovasculares, como la insuficiencia cardiaca congestiva y la presión alta. Además, es eficaz en el manejo de ciertos cánceres, diabetes, enfermedades periodontales, deficiencias inmunológicas y como agente que mejora el rendimiento en atletas. Asimismo, un estudio de 2008 de la Universidad de Purdue sugiere que el consumo de suplementos con CoQ10 puede tener efectos antienvejecimiento.

Disfunción cardiovascular

Un componente importante, aunque con frecuencia ignorado en el manejo general de la disfunción cardiovascular, es el incentivo de lograr un mejor funcionamiento del corazón. En la mayoría de las enfermedades cardiovasculares se observa una degeneración de este órgano. Es el resultado de las agresiones continuas que sufre por la acción de factores como un bajo suministro de oxígeno, inflamación y daño por radicales libres. La CoQ10 puede revertir o prevenir la degeneración asociada al daño cardiaco y, según parece, mejora la función mecánica de un corazón con insuficiencias. Esto surge al proporcionar una óptima nutrición a nivel celular y actuar como antioxidante para evitar mayores daños oxidativos a las células cardiacas sanas.

La deficiencia de CoQ10 es común en los pacientes cardiacos. Las biopsias realizadas en el tejido cardiaco de pacientes con enfermedad cardiovascular muestran una deficiencia de esta coenzima de entre el 50% y el 75% de ellos. La corrección de esta deficiencia como parte del tratamiento estándar prescripto por los cardiólogos estadounidenses mejoraría enormemente la función cardiovascular. Esta idea está ganando terreno; los resultados de la investigación del Estudio de Impacto en Profesionales de la Salud de 2009 muestran que el 72% de los cardiólogos estadounidenses recomendaron suplementos dietarios a sus pacientes, incluidos los ácidos grasos omega 3 y la CoQ10.

Se sabe que los medicamentos de estatinas reducen los niveles de CoQ10 del organismo. Lo que muchos médicos no conocen bien es que el envejecimiento normal puede ocasionar también la reducción de los niveles de CoQ10 hasta en un 72%. Si este hecho se combina con la reducción del 40% en los niveles de CoQ10 a causa de los medicamentos de estatina, esta deficiencia con efecto doble puede provocar una depleción importante de CoQ10 a nivel celular.

Insuficiencia cardiaca congestiva

La insuficiencia cardiaca congestiva se caracteriza siempre por un estado de depleción energética, que se evidencia por los bajos niveles de ATP y CoQ10 en el músculo cardiaco. Los principales problemas clínicos de la insuficiencia cardiaca congestiva son las internaciones frecuentes y la alta incidencia de arritmia, edema pulmonar y otras complicaciones graves. Existen varios estudios que demuestran que los suplementos con CoQ10 son sumamente eficaces en el tratamiento de la insuficiencia cardiaca congestiva.

En un estudio realizado por Canterbury Health Laboratories en 236 pacientes que padecían insuficiencia cardiaca crónica se observó que la deficiencia plasmática de CoQ10 era un factor de pronóstico confiable con respecto a la mortalidad por insuficiencia cardiaca. En otras palabras, los niveles bajos de este nutriente son un presagio de muerte probable para aquellos pacientes con un funcionamiento cardiaco debilitado.

Beneficios de la coenzima Q10

Presión alta

Aproximadamente el 39% de los pacientes con presión alta presentan deficiencia de CoQ10. Este resultado por sí solo sugiere la necesidad de suplementos con esta coenzima. Sin embargo, la CoQ10 parece proporcionar beneficios que exceden la corrección de una deficiencia. En varios estudios se determinó que, efectivamente, reduce la presión. En dos estudios realizados por un equipo de investigadores italianos en 1992 y 1994 se observó que el consumo de suplementos con CoQ10 puede reducir la presión sistólica y diastólica hasta en un 10%. Además, una investigación realizada en 2008 en 235 embarazadas en la Universidad Central del Ecuador demostró que dicho consumo de suplementos redujo la incidencia de preeclampsia (presión alta durante el embarazo) en casi el 50%, en comparación con las mujeres que recibieron placebo.

Debido a que los hipertensos que pueden beneficiarse de la CoQ10 suelen presentar deficiencia de este compuesto, en general, el efecto de esta coenzima sobre la presión no se observa durante varias semanas, a medida que los niveles retornan a sus valores normales. Por lo tanto, la CoQ10 no es un medicamento antihipertensivo estándar; más bien potencia los fármacos típicos, como los betabloqueantes y los diuréticos.

Diabetes

Un estudio realizado en la Universidad de Coimbra, Portugal, demostró que en los diabéticos el consumo de suplementos con CoQ10 y alfa tocoferol (una forma de vitamina E) puede reducir las complicaciones y el daño en el páncreas. Es posible que la CoQ10 aumente la síntesis de las enzimas que dependen de ella, que, a su vez, mejoran el metabolismo de los carbohidratos.

Optimización del rendimiento

Debido a que la CoQ10 participa en la producción de energía, es posible que el consumo de suplementos optimice el rendimiento físico. Los estudios de suplementación con CoQ10 realizados en personas sedentarias y atletas han demostrado mejoras en el funcionamiento físico. Se observó que la CoQ10 mejora la frecuencia cardiaca, la capacidad de trabajo y los requisitos de oxígeno. Estas mejoras fueron importantes y evidentes después de sólo unas semanas de consumo de suplementos con esta coenzima. Además, otro estudio reveló que la CoQ10 puede ser un factor en los casos de obesidad y que el aumento de los niveles de este compuesto puede ayudar a mejorar la capacidad de las personas para perder peso. En un estudio neerlandés realizado en 1984 y publicado en *Biomedical and Clinical Aspects of Coenzyme Q10* se observó que el 52% de las personas obesas estudiadas presentaban deficiencia de CoQ10.

Además, existen investigaciones que demuestran que esta coenzima puede prevenir la enfermedad periodontal y es posible que tenga propiedades anticancerígenas en los casos de cáncer de mama. Es posible que también ayude a prevenir el desgaste retiniano con la edad, que es una causa posible de degeneración macular asociada a la edad, de acuerdo con la investigación realizada conjuntamente por la Universidad de Columbia en Nueva York y la Universidad de Pekín en Pekín, China.

Conexiones entre los nutrientes

- amonoácidos arginina y citrulina, que promueven la síntesis de óxido nítrico;
- carnitina;
- ácidos grasos esenciales;
- ácido alfa lipoico;
- vitamina E.

Interacciones

Los medicamentos de estatina agotan la CoQ10 del cuerpo.

Suplemento recomendado

- estimulación de antioxidantes para una salud óptima: entre 100 y 200 mg por día;
- obesidad, diabetes, disfunción cardiovascular: 400 mg por día;
- enfermedad de Parkinson: 1,200 mg por día.

Capítulo Doce

Ácidos grasos esenciales (EPA y DHA)

Datos importantes

- **Un estudio realizado por la Universidad de Harvard determinó que más de 84,000 personas mueren cada año debido a una deficiencia de ácidos grasos omega 3.**
- **Los expertos estiman que casi el 80% de la población no ingiere suficiente cantidad de ácidos grasos omega 3.**
- **Nuestras células están rodeadas de envolturas grasas, y los ácidos grasos omega 3 ayudan a mantener nuestras membranas celulares saludables, flexibles y en buen funcionamiento.**
- **El organismo utiliza los ácidos grasos omega 3 para producir sustancias antiinflamatorias naturales, denominadas prostaglandinas.**

Los ácidos grasos omega 3 son lípidos esenciales que han estado cada vez menos presentes en la dieta del estadounidense promedio, pero son vitales para la salud cerebral y cardiovascular. Nuestros organismos no pueden fabricar los tres tipos más importantes de ácidos grasos esenciales, EPA (ácido eicosapentaenoico), DHA (ácido docosahexaenoico) y ALA (ácido alfa linolénico), por eso debemos obtenerlos de nuestras dietas, aunque ya no contamos con la misma capacidad para lograrlo. Ello se debe en parte a nuestros métodos modernos de producción de alimentos y a nuestras elecciones alimenticias.

Nota importante: el ácido alfa linolénico se encuentra en fuentes vegetales como el aceite de linaza, pero no tiene los mismos beneficios potentes para la salud que el EPA y el DHA, los que se encuentran en fuentes marinas, de allí que su nombre común sea "aceite de pescado". En este capítulo nos referiremos al EPA y el DHA. Sin embargo, dado que el organismo convierte una pequeña cantidad de ácido alfa linolénico en EPA, también es importante mantener niveles suficientes de ácido alfa linolénico. Una ingesta adecuada de vegetales frescos, granos integrales y frutos secos ayudará a lograr una buena ingesta de ácido alfa linolénico.

Son dos los ácidos grasos "omega" que tienden a predominar en nuestras comidas: omega 3 y omega 6. Lo ideal es poder mantener un equilibrio entre los dos, dado que ambos son importantes para la salud. En la actualidad, los investigadores recomiendan incorporar en la dieta una relación de ácidos grasos omega 6 y omega 3 de entre 1:1 y 4:1, lo cual significa que deberíamos consumir de una a cuatro veces más ácidos grasos omega 6, que se encuentran en alimentos como los aceites de maíz y girasol. Sin embargo, la relación que se encuentra en el estadounidense típico está más en el orden de entre 14:1 y 20:1, lo cual puede conducir a problemas de salud que varían entre un aumento en la formación de coágulos sanguíneos (un factor de riesgo de ataque cardiaco y accidente cerebrovascular) hasta la supresión del sistema inmunológico. Se cree que este desequilibrio es un factor crucial en nuestra epidemia de enfermedades cardiacas y accidentes cardiovasculares.

Una investigación realizada por el Centro de Genética, Nutrición y Salud indica que:

> Los seres humanos evolucionaron en su alimentación con una relación de ácidos grasos esenciales (AGE) omega 6 y omega 3 de aproximadamente 1:1, mientras que en las dietas del mundo occidental la relación es de entre 15:1 y 16.7:1. Estas dietas son deficientes en ácidos grasos omega 3 y tienen cantidades excesivas de ácidos grasos omega 6, si se las compara con la dieta con la cual evolucionaron los seres humanos y establecieron sus patrones genéticos. Las cantidades excesivas de ácidos grasos poliinsaturados omega 6 (PUFA) y una relación muy elevada omega 6:omega 3 como la que se observa en las dietas occidentales actuales, fomentan la patogénesis de muchas enfermedades, incluidas las enfermedades cardiovasculares, el cáncer y las enfermedades inflamatorias y autoinmunes, mientras que mayores niveles de omega 3 (una relación baja omega 6:omega 3) ejerce efectos inhibidores. En la prevención secundaria de la enfermedad cardiovascular, se asoció una relación de 4:1 con una disminución del 70% en la mortalidad total. Una relación de 2.5:1 redujo la proliferación de células rectales en pacientes con cáncer colorrectal, mientras que una relación de 4:1 con la misma cantidad de omega 3 no tuvo ningún efecto. Una relación más baja omega 6:omega 3 en mujeres con cáncer de mama se asoció con una disminución del riesgo. Una relación de 2-3:1 suprimió la inflamación en pacientes con artritis reumatoidea, y una relación de 5:1 tuvo un efecto beneficioso en pacientes con asma, mientras que una relación de 10:1 tuvo consecuencias adversas. Estos estudios indican que la relación óptima puede

variar según la enfermedad que se esté considerando. Por lo tanto, es bastante posible que la dosis terapéutica de ácidos grasos omega 3 dependa de la gravedad de la enfermedad, determinada por la predisposición genética. Es preferible una relación más baja de ácidos grasos omega 6:omega 3 para reducir el riesgo de que se presenten muchas enfermedades crónicas de alta prevalencia en las sociedades occidentales y en los países en desarrollo, las cuales se están exportando al resto del mundo.

El objetivo del cambio en la dieta y el consumo de suplementos es restablecer el equilibrio entre los ácidos grasos omega 3 y omega 6, mediante el consumo de más EPA (ácido eicosapentaenoico) y DHA (ácido docosahexaenoico). Ambos ácidos se encuentran en pescados como el atún, salmón, caballa, trucha de lago, arenque, sardinas, aceites de frutos secos y algas. Ambos son potentes agentes antiinflamatorios, propiedad que es el núcleo de sus beneficios para la salud. Los investigadores obtienen cada vez más evidencias de que la respuesta inflamatoria del organismo es la causa fundamental de las enfermedades cardiacas, el cáncer y la enfermedad de Alzheimer. Al contrarrestar los efectos inflamatorios de la dieta y el estilo de vida modernos, parece que los ácidos grasos esenciales omega 3 ofrecen una importante protección contra el desarrollo de graves problemas de salud.

Debido a su presencia en altas concentraciones en los tejidos cerebrales, los ácidos grasos esenciales están también fuertemente vinculados a la salud cognitiva y conductual. Existen investigaciones que demuestran que los bebés que no reciben suficiente cantidad de estos ácidos grasos de sus madres en el útero se encuentran en riesgo de sufrir discapacidades neurológicas y visuales. En los adultos, la deficiencia de ácidos grasos esenciales se manifiesta con síntomas como piel seca, latidos irregulares, cambios en el estado de ánimo, depresión, fatiga crónica y problemas de memoria. Además, el DHA es el principal ácido graso del esperma y constituye el 40% de los ácidos grasos del cerebro y el 60% de los de la retina. Por este motivo es vital para el cerebro y la salud visual.

Aplicaciones

- **antiinflamatorio;**
- **estructura y función de las membranas celulares;**
- **producción de hormonas;**
- **antioxidante;**
- **tratamiento de la obesidad, diabetes, disfunción cardiovascular y artritis.**

Beneficios de los ácidos grasos omega 3 EPA y DHA

Enfermedad cardiovascular

La función de los ácidos grasos esenciales de evitar la manifestación de la enfermedad cardiovascular deriva, en gran medida, del reemplazo de grasas monoinsaturadas y poliinsaturadas (que incluyen los omega 3) por las peligrosas grasas saturadas y grasas trans que se encuentran en grandes cantidades en las dietas modernas. Sobre la base de una gran cantidad de evidencia clínica, se determinó que la ingesta de EPA y DHA en la dieta o mediante el consumo de suplementos puede reducir la presión, disminuir los niveles de triglicéridos, reducir la inflamación de los vasos sanguíneos (disminuyendo el riesgo de aterosclerosis) e inhibir la aparición de placas en las arterias, que pueden romperse y producir bloqueos y ataques cardiacos.

Estas conclusiones podrían indicar por qué la dieta mediterránea (rica en pescado y aceites saludables, como el aceite de oliva) presenta tantos beneficios para el sistema cardiovascular. Se ha demostrado que el consumo a largo plazo de altas concentraciones de EPA y DHA procedentes del pescado y de ácido alfa linolénico proveniente de fuentes como las nueces y el lino reduce los niveles de colesterol malo aun cuando las personas consuman una dieta rica en otras grasas.

Los estudios realizados a la población también revelan que la ingesta de dos porciones de pescado por semana reduce el riesgo de sufrir un ataque cerebrovascular hasta en un 50%. En general, los ácidos grasos esenciales parecen tener un potente efecto beneficioso sobre el sistema circulatorio.

Las investigaciones realizadas sugieren que los omega 3 EPA y DHA pueden ayudar a reducir el espesamiento (la viscosidad) de la sangre, relajan los vasos sanguíneos y reducen levemente la presión. Todas estas acciones de los ácidos omega 3 ayudan a reducir el riesgo de ataque cardiaco y de accidente cerebrovascular de las siguientes maneras:

- Cuando la sangre es menos espesa, es menos probable que las plaquetas se aglutinen y formen coágulos.
- Cuando los vasos sanguíneos están relajados, permiten que más sangre fluya a través de ellos.
- Cuando disminuye la presión, el corazón no tiene que trabajar tanto.

Todos estos factores hacen que sea más fácil para el corazón bombear la sangre a todo el cuerpo. Estos beneficios son particularmente importantes para aquellos que tienen afecciones cardiacas preexistentes o arterias parcialmente obstruidas, porque ayudan a reducir el riesgo de ataque cardiaco y accidente cerebrovascular trombóticos.

Beneficios de los ácidos grasos omega 3 EPA y DHA

Una investigación realizada en el Hospital Popular de la Universidad de Pekín en Pekín, China, demostró que en los pacientes que habían sufrido un ataque cardiaco previo, el consumo de ácidos grasos omega 3 redujo el índice de muerte por muerte súbita de origen cardiaco, una afección en la cual un cambio radical y abrupto del ritmo cardiaco produce un paro cardíaco. Por último, numerosos estudios indican que una dieta rica en omega 3 o el consumo de suplementos con omega 3 pueden reducir la presión en personas hipertensas.

Diabetes

Muchos diabéticos presentan niveles reducidos de la HDL "buena" (lipoproteína de alta densidad), colesterol y triglicéridos, estos dos son marcadores importantes de la aparición de una enfermedad cardiaca. Los ácidos grasos omega 3, presentes en el aceite de pescado, ayudan a reducir los niveles de triglicéridos y apoproteínas (marcadores de diabetes) y a aumentar el nivel de HDL. Una investigación realizada por la Universidad de Málaga, España, revela que la ingesta de ácidos omega 3 puede aumentar la eficacia de determinadas estatinas, que reducen el nivel de los lípidos en pacientes diabéticos. Dado que la diabetes tipo 2 constituye uno de los principales factores de riesgo de aparición de una enfermedad cardiovascular grave, esto podría ayudar a desarrollar nuevos fármacos más eficaces para mejorar los niveles generales de los lípidos en sangre.

Control del peso y buen estado físico

Es bastante común que las personas obesas o con sobrepeso tengan problemas para mantener niveles estables de glucosa en sangre, debido a la resistencia a la insulina. Este hecho hace que los niveles de insulina tengan picos y caídas durante el día, lo cual a menudo provoca hambre intensa, atracones y la continuidad de los problemas de peso y de la presencia de marcadores de la enfermedad como el colesterol elevado y la inflamación arterial. Sin embargo, parece que los ácidos grasos esenciales pueden evitar muchas de las complicaciones de la obesidad, que de otro modo serían mortales.

Un estudio publicado en *The FASEB Journal* demuestra que existen dos tipos de lípidos que fabrica el organismo después de consumir ácidos grasos esenciales, las protectinas y las resolvinas, que pueden proteger al organismo del daño hepático relacionado con la obesidad y, por ende, de la diabetes y otras enfermedades relacionadas con el hígado. Se observó que ratones diabéticos y con sobrepeso alimentados con una dieta rica en ácidos grasos omega 3 presentaban menos inflamación y menor resistencia a la insulina que los ratones de control.

Beneficios de los ácidos grasos omega 3 EPA y DHA

Además, parece que el consumo de aceite de pescado mejora realmente el funcionamiento del sistema cardiovascular durante el ejercicio. Se realizó un estudio doble ciego y controlado por placebo en la Facultad de Medicina de la Universidad de Wollongong, Nueva Gales del Sur, Australia, que reveló que los atletas que consumían diariamente suplementos de aceite de pescado, rico en EPA y DHA, tenían menores frecuencias cardiacas y menor consumo de oxígeno que los atletas del grupo de control. En resumen, los ácidos grasos esenciales pueden aumentar la eficiencia del sistema cardiovascular durante el ejercicio.

Artritis

Se ha demostrado en estudios de laboratorio que los ácidos grasos esenciales reducen los niveles en el organismo de la proteína C-reactiva o PCR, un marcador importante de inflamación. En un análisis de 17 estudios clínicos que evaluaron los efectos analgésicos del consumo de suplementos con EPA y DHA en personas con dolor articular, los investigadores observaron que la administración de estos ácidos grasos era un tratamiento eficaz para el dolor asociado a afecciones como la artritis reumatoidea y el colon irritable, sin los efectos colaterales potencialmente peligrosos que pueden presentarse con la administración de fármacos antiinflamatorios no esteroides o AINE (acetaminofeno, ibuprofeno).

Osteoporosis

Un estudio sueco examinó los niveles de ácidos grasos en sangre de 78 hombres jóvenes sanos y realizó una densitometría de cadera, columna vertebral y cuerpo entero. El resultado: una correlación evidente entre los niveles plasmáticos de omega 3 de cada persona con su densidad ósea. Igualmente interesante, las mayores relaciones de ácidos grasos omega 6:omega 3 se correlacionaban con los niveles más bajos de masa ósea, lo que indica riesgo de padecer osteoporosis en el futuro. En otro ensayo, ancianos de ambos sexos mostraron un vínculo similar entre los niveles de omega 3 y la densidad ósea, aunque este ensayo evaluó la ingesta de ácidos grasos esenciales mediante la utilización de cuestionarios sobre la dieta, en lugar de análisis de sangre. Además, en un estudio realizado en mujeres mayores de 65 años con osteoporosis, las que recibieron suplementos de EPA y DHA experimentaron una pérdida ósea significativamente menor (y muchas aumentaron su densidad ósea) al cabo de tres años, comparadas con el grupo que recibió placebo.

Beneficios de los ácidos grasos omega 3 EPA y DHA

Trastorno mental

En un estudio clínico realizado en pacientes que habían sido internados por depresión, se observó que la relación entre los ácidos grasos omega 3 y omega 6 era especialmente bajo. Otro estudio clínico, en el cual las personas con depresión clínica consumieron pescado rico en omega 3 varias veces por semana durante cinco años, reveló una reducción sustancial de los principales síntomas de depresión.

En 2007, un estudio realizado en 55 adultos por Sarah Conklin, neurocientífica de la Facultad de Medicina de la Universidad de Pittsburgh, las imágenes de resonancia magnética demostraron que cuanto más rica en DHA era la dieta de una persona, más tejido cerebral tenía en tres áreas del cerebro vinculadas con el estado de ánimo: amígdala, hipocampo y cíngulo. De modo que, en realidad, los ácidos grasos esenciales pueden ayudar al cerebro a producir más materia gris para regular los estados de ánimo y las emociones.

Además, es posible que los ácidos grasos esenciales reduzcan los abruptos cambios del estado de ánimo del trastorno bipolar (enfermedad maníaco depresiva). Un estudio doble ciego y controlado por placebo, realizado en 1999, observó a 30 pacientes con trastorno bipolar y quienes consumieron ácidos omega 3 presentaban remisiones más prolongadas entre los episodios maníacos y depresivos y tenían menos síntomas graves que los pacientes del grupo de control, que consumieron aceite de oliva.

Por último, la evidencia preliminar sugiere que las personas con esquizofrenia muestran una mejora de los síntomas cuando se les administra ácidos grasos omega 3. Investigadores de la Universidad de Sheffield, Reino Unido, establecieron que el EPA parece proporcionar los mayores beneficios para los pacientes con esquizofrenia, usualmente en dosis de 2,000 a 4,000 mg por día.

Trastorno por déficit de atención con hiperactividad (TDAH)

En un estudio clínico realizado en casi 100 niños, quienes presentaban niveles normales de ácidos grasos omega 3 tenían menos problemas de conducta y concentración que quienes tenían niveles bajos de estos compuestos. Además, existen estudios en animales que revelaron que los que presentaban una deficiencia en ácidos omega 3 a menudo mostraban menores niveles de neurotransmisores vitales, como dopamina y serotonina, relacionados con la atención y la motivación. La terapia complementaria con ácidos grasos esenciales para TDAH ofrece a los niños y a los padres opciones terapéuticas saludables.

Conexiones entre los nutrientes

- CoQ10
- Arginina y citrulina (síntesis de óxido nítrico)
- Vitamina E

Interacciones

Los ácidos grasos omega 3 pueden hacer descender la presión y diluir la sangre. Las personas que tomen medicamentos recetados para la presión o anticoagulantes deberían consultar a su médico.

Suplemento recomendado

- mantenimiento de una salud óptima: 500 mg totales de omega 3 por día;
- obesidad, diabetes, disfunción cardiovascular y otros problemas de salud potenciados: 900 mg totales de omega 3 (EPA: 647/DHA: 253) por día como mínimo.

Capítulo Trece

Glucosamina

Datos importantes

- **No existen fuentes alimentarias de glucosamina.**
- **La interacción cartílago a cartílago que ocurre en nuestras articulaciones produce menos fricción que la del movimiento del hielo sobre hielo.**
- **La aspirina y los AINE (antiinflamatorios no esteroides), que se utilizan habitualmente para tratar los síntomas de la artritis, pueden inhibir la reparación natural del tejido articular, lo cual genera mayores daños.**
- **La síntesis natural de glucosamina en nuestro organismo disminuye con la edad.**

La glucosamina se ha comercializado durante muchos años como tratamiento y suplemento preventivo para la osteoartritis. Existen datos científicos concretos de que esta sustancia natural proporciona beneficios reales para la salud articular.

El organismo sano sintetiza glucosamina, una molécula simple formada por glucosa y una *amina,* que es un derivado orgánico del amoníaco. Su función en las articulaciones es estimular la síntesis de componentes estructurales clave del cartílago. El cartílago es uno de los tejidos fundamentales que proporciona amortiguación y lubricación a las articulaciones, en especial, en zonas como las rodillas, caderas y la columna vertebral. No es sorprendente que estas sean las áreas del cuerpo donde es más frecuente sufrir de dolor osteoartrítico.

A medida que las personas envejecen pierden la capacidad de producir niveles suficientes de glucosamina. Como consecuencia, el cartílago pierde su capacidad de absorber los impactos. Las articulaciones que sostienen el peso corporal (rodillas, caderas y articulaciones de las manos) son, a menudo, las más afectadas por la osteoartritis. En las articulaciones afectadas, a la destrucción del cartílago le sucede el endurecimiento y la formación de osteofitos en los márgenes de las articulaciones, dolor, deformidad y rango de movimientos limitado. El consumo de suplementos con glucosamina estimula la síntesis de las sustancias necesarias para la curación y el funcionamiento adecuado de las articulaciones. Por lo tanto, es un asunto de salud importante mantener y reabastecer el cartílago, y la glucosamina se destaca en ello.

Este hecho llevó a investigadores en Europa a formularse una pregunta importante: ¿qué sucedería si las personas que padecen osteoartritis tomaran suplementos de glucosamina? El titular de la patente europea de la glucosamina, Rottapharm, patrocinó dos ensayos clínicos controlados por placebo y de tres años de duración de su marca de sulfato de glucosamina, con una muestra de 100 pacientes o más, que comenzaron en 2001. Ambos estudios mostraron beneficios evidentes, entre otros, la reducción de los síntomas y articulaciones más saludables.

Aplicaciones

- **tratamiento de la osteoartritis;**
- **tratamiento de la osteoporosis;**
- **prevención de lesiones y mejora en el rendimiento deportivo.**

Beneficios de la glucosamina

El uso principal de la glucosamina es el tratamiento de la osteoartritis, en particular, de la osteoartritis de rodilla. La glucosamina es una alternativa natural, segura y eficaz, a la aspirina y otros AINE. Existen investigaciones clínicas que indican que los AINE pueden, en realidad, acelerar el avance de la destrucción articular y producir, además, síntomas tales como malestar gastrointestinal y daño renal.

Por este motivo, la glucosamina es una alternativa eficaz. Es probable que los beneficios de la glucosamina en pacientes con osteoartritis sean el resultado de dos efectos importantes:

- La estimulación de la síntesis de *proteoglicanos*, proteínas asociadas a los tejidos articulares sanos.

Beneficios de la glucosamina

- La inhibición de la síntesis de sustancias que contribuyen al daño del cartílago y provocan la muerte de los *condrocitos articulares*, las células que contribuyen a la reparación tisular.

Conexiones entre los nutrientes

- Vitamina C (participa en la formación del colágeno)
- Vitamina E
- Vitaminas A, B6, cinc, cobre y boro

Interacciones

Es posible que las personas que tomen diuréticos necesiten aumentar la ingesta de glucosamina para una máxima eficacia.

Suplemento recomendado

- 1,500 mg por día;
- es posible que las personas obesas necesiten más glucosamina; se recomiendan 20 mg por kilo de peso corporal.

Capítulo Catorce

Té verde

Datos importantes

- Las evidencias arqueológicas sugieren que hace unos 5,000 años se consumían hojas de té como infusión en agua hirviendo.
- El antioxidante fundamental del té verde (EGCG) es 100 veces más potente que las vitaminas C y E.
- Una taza de té verde (que aporta 10-40 mg de los antioxidantes polifenoles) tiene más efectos antioxidantes que una porción de brócoli, espinaca o zanahorias.
- El té verde es extremadamente beneficioso.
- El té verde tiene el más alto contenido de polifenoles, mientras que el té negro tiene aproximadamente entre el doble y el triple del contenido de cafeína que el té verde.

Beber té se ha asociado durante siglos a la salud y el bienestar, además de la cualidad meditativa, casi zen, de la experiencia de beber té, en especial, en el contexto de algo semejante a la ceremonia japonesa del té. Sin embargo, los datos cada vez más voluminosos resultantes de las investigaciones clínicas demuestran que el té verde, como nutriente y compuesto fitoquímico, tiene muchas cualidades importantes que son beneficiosas para la salud.

Las evidencias arqueológicas indican que el té se ha estado consumiendo durante casi 5,000 años. El té verde se usa todavía como medicina tradicional en India, China, Japón y Tailandia, para problemas de salud que varían entre el control de hemorragias y la cicatrización de heridas hasta la regulación de los niveles de azúcar en sangre y la mejora de la digestión.

El té verde y el té negro provienen de la misma planta, *Camellia sinensis*. Sin embargo, cuando se realiza el procesamiento del té verde, las hojas se dejan en su mayor parte sin modificar y por ello conservan su color verde y los nutrientes vitales no se oxidan. Por este motivo, aun cuando todos los tés, incluidas las variedades blanco y oolong, contienen los potentes antioxidantes EGCG (epigalocatequin galato), catequinas y flavonoides, el té verde, que es considerado un "verdadero té", los contiene en sus niveles más altos. Contiene, además, otras moléculas beneficiosas, como aminoácidos y polifenoles, que pueden proporcionar sus considerables ventajas propias para la salud.

Aplicaciones

- **control de la obesidad y el peso;**
- **respaldo al sistema inmunológico y vitalidad general;**
- **tratamiento del síndrome metabólico y la diabetes tipo 2;**
- **tratamiento de la disfunción cardiovascular;**
- **prevención del cáncer.**

Beneficios del té verde

El té verde tiene importantes propiedades para eliminar los radicales libres, en especial, en condiciones de alto estrés oxidativo (diabetes, síndrome metabólico, disfunción cardiovascular). Promueve el funcionamiento metabólico saludable, contribuye al mantenimiento de un peso corporal adecuado y ayuda a mantener los niveles saludables de colesterol y triglicéridos. Además, eleva los niveles del colesterol HDL "bueno", que protege contra la enfermedad de la arteria coronaria.

En las últimas décadas, el té verde ha sido objeto de muchos estudios médicos y científicos para determinar el alcance de sus beneficios sobre la salud. Algunas evidencias sugieren que los consumidores habituales de té verde tienen menor riesgo de sufrir enfermedades cardiacas y determinados tipos de cáncer. Un estudio realizado en 2006 y publicado en el *Journal of the American Medical Association* llegó a la conclusión de que "el consumo de té verde está asociado a una reducción de la mortalidad por cualquier causa y por enfermedad cardiovascular, con excepción del cáncer". El estudio, realizado por la Facultad de Políticas Públicas de la Universidad de Tohoku, Japón, efectuó el seguimiento de 40,530 japoneses adultos sanos y registró las muertes producidas por cualquier causa durante 11 años y las debidas a causas específicas, como las enfermedades cardiacas, durante 7 años. Se observó que los adultos que consumieron cinco o más tazas de té verde por día tenían un riesgo 16% menor de mortalidad por cualquier causa, y un riesgo 26% menor de padecer enfermedades cardiovasculares que aquellos que bebieron menos de una taza por día.

Luego, en mayo de 2006, un equipo de la Facultad de Medicina de la Universidad de Yale realizó su propio metaanálisis de más de 100 estudios y ensayos sobre el té verde. Los resultados señalaron una "paradoja asiática": los índices de enfermedades cardiacas y cáncer eran más bajos en los asiáticos, a pesar de los altos índices de tabaquismo. El equipo elaboró una teoría según la cual los 1.2 litros de té verde que consumía por día el asiático promedio le conferían un efecto protector a través de sus potentes antioxidantes y otros compuestos, y que este efecto protegía a los consumidores del daño cardiovascular, al evitar que las plaquetas se aglutinaran para formar coágulos peligrosos y reducir la acumulación del colesterol LDL, que obstruye las arterias.

Disfunción cardiovascular y aterosclerosis

Existen estudios clínicos realizados a la población (estudios que realizan el seguimiento de grupos numerosos de personas durante un período prolongado) que indican que las propiedades antioxidantes del té verde pueden ayudar a prevenir la aterosclerosis, en particular, la enfermedad de las arterias coronarias.

Colesterol alto

Existen investigaciones que demuestran que el té verde disminuye el colesterol total y aumenta el HDL ("bueno"), tanto en animales como en humanos. En un estudio clínico realizado a la población se observó que los hombres que beben té verde tienen mayor probabilidad de presentar niveles más bajos de colesterol total que quienes no beben esta infusión. Los resultados de un estudio realizado en animales sugieren que es posible que los polifenoles del té verde bloqueen la absorción intestinal del colesterol y promuevan su eliminación del organismo. En otro estudio más pequeño con hombres fumadores, los investigadores observaron que el té verde redujo significativamente los niveles plasmáticos del peligroso colesterol LDL.

Cáncer

Varios estudios clínicos realizados a la población han demostrado que el té verde ayuda a proteger contra el cáncer. Por ejemplo, los índices de cáncer tienden a ser más bajos en países como Japón, donde las personas consumen té verde habitualmente. Además, los investigadores creen que los polifenoles ayudan a destruir las células cancerosas y detener su avance.

En un estudio realizado en 472 mujeres en estadios diferentes del cáncer de mama, los investigadores observaron que las mujeres que consumían más té verde fueron quienes experimentaron la menor diseminación del cáncer. También observaron que las mujeres en estadios tempranos de la enfermedad, que bebían, por lo menos, cinco tazas de té por día antes de que les diagnosticaran el cáncer, tenían menor probabilidad de sufrir recurrencias de la enfermedad después de completar el tratamiento.

En un estudio clínico realizado en China con pacientes de cáncer ovárico, los investigadores observaron que las mujeres que bebieron, por lo menos, una taza de té verde por día sobrevivieron durante más tiempo a la enfermedad que aquellas que no habían bebido la infusión. De hecho, quienes bebieron más té fueron quienes vivieron durante más tiempo.

Enfermedad hepática

Existen estudios clínicos realizados a la población que han demostrado que los hombres que beben más de 10 tazas de té verde por día tienen menor probabilidad de presentar trastornos hepáticos. Además, se estima que el té verde protege el hígado de los efectos nocivos de sustancias tóxicas como el alcohol.

Pérdida de peso

Existen estudios clínicos que sugieren que el extracto de té verde puede estimular el metabolismo y ayudar a quemar grasas. Un estudio confirmó que la combinación de té verde y cafeína aumenta la pérdida y el mantenimiento del peso en personas con sobrepeso o moderadamente obesas.

Un ensayo realizado en Indiana observó a 107 adultos obesos o con sobrepeso, que consumieron una bebida que contenía catequinas del té verde, y se los comparó con adultos que consumieron una bebida que sólo contenía cafeína. Observaron que las catequinas del té verde parecían aumentar los efectos del ejercicio moderado en la pérdida de peso, la pérdida de grasa abdominal y la disminución de los niveles de triglicéridos. Un estudio similar realizado en Japón y publicado en el *Journal of Nutrition* mostró resultados parecidos: las personas que consumieron niveles elevados de catequinas presentaron niveles de grasa abdominal más bajos y perdieron más peso corporal en general que el grupo de control.

Función cognitiva

Un estudio realizado en 2009 por la Universidad de Oxford reveló que el consumo de flavonoides, uno de los potentes antioxidantes que se encuentran en el té verde, aumentó drásticamente la cognición en pruebas efectuadas en personas de entre 70 y 74 años, un indicio de que quizás el té verde podría ser parte de un programa para prevenir o demorar la demencia relacionada con la edad y la pérdida de la función cognitiva.

Conexiones entre los nutrientes

- Vitaminas C y E
- Granada
- Picolinato de cromo

Interacciones

Ninguna

Suplemento recomendado

- para fomentar la salud en general, dos o tres tazas de té verde por día (para un total de 240 a 320 mg de polifenoles);
- se recomiendan de 100 a 750 mg por día de extracto de té verde estandarizado (98% de polifenoles y 45% de EGCG). Si lo prefiere, existen y se recomiendan productos sin cafeína.

Capítulo Quince

Granada

Datos importantes

- En la antigua mitología griega, la granada representa la vida y la regeneración.
- El jugo de granada contiene un nivel más alto de antioxidantes polifenoles que el vino tinto, el cóctel de jugo de arándano agrio y el jugo de arándano azul.
- La granada protege y mejora las funciones y los beneficios del óxido nítrico en el sistema cardiovascular.

La humilde granada, más conocida por sus semillas pegajosas y que dejan manchas, se ha convertido en otra de nuestras superestrellas nutricionales. Esta fruta exótica ha resultado ser una fuente de antioxidantes con importantes beneficios para la salud.

El granado (*Punica granatum*) es un árbol pequeño que da frutos y crece principalmente en Irán, India, Afganistán, Algeria, Armenia, Pakistán, Siria, Turquía, partes del sudeste asiático y Malasia, África tropical y ahora se cultiva en California y Arizona. La granada, una de las primeras frutas que se cultivaron, ha sido parte de la tradición popular y de las dietas de salud durante miles de años y se la ha asociado a la salud y al renacimiento en numerosas culturas.

Aplicaciones

- ✦ protección antioxidante;
- ✦ tratamiento de la disfunción cardiovascular, la diabetes, el síndrome metabólico y la obesidad;
- ✦ tratamiento de la osteoartritis;
- ✦ tratamiento de la disfunción eréctil;
- ✦ respaldo al sistema inmunológico;
- ✦ prevención de la enfermedad de Alzheimer.

Beneficios de la granada

Varios estudios indican que el jugo de granada puede prevenir el deterioro del cartílago y evitar así el avance de la osteoartritis. Además, evita la acumulación de placa en las arterias y puede revertir su acumulación previa, lo que detiene la aparición de la enfermedad de las arterias coronarias. Reduce los niveles no deseables de colesterol LDL, mientras que aumenta los de colesterol HDL. Por último, en un estudio se demostró que beber 1.7 onzas de jugo de granada por día disminuye la presión sistólica hasta en un 5%.

Colesterol

Parece que los taninos del jugo de granada reducen la presencia de varios factores de riesgo de enfermedades cardiacas, incluida la oxidación del colesterol "malo".

Un estudio piloto, en el cual participaron 19 pacientes con aterosclerosis, demostró una disminución en el crecimiento de la placa arterial. Al cabo de un año, la placa arterial se redujo en un 30% en aquellos pacientes que consumieron jugo de granada diariamente, en comparación con un empeoramiento del 9% en pacientes que bebieron un placebo.

Presión arterial

Se demostró que el jugo de granada reduce la presión mediante la inhibición de la enzima convertidora de angiotensina (ECA), la molécula que provoca la constricción de los vasos sanguíneos y que también es inhibida por medicamentos de venta bajo receta, como el Benazepril.

Beneficios de la granada

Disfunción cardiovascular

En un estudio realizado en 2005 y publicado en el *American Journal of Cardiology*, los investigadores analizaron a un total de 45 pacientes con enfermedad coronaria, quienes tenían un bajo flujo sanguíneo hacia el corazón. Los resultados mostraron un aumento del flujo sanguíneo hacia el corazón en aquellos pacientes que bebieron ocho onzas por día de jugo de granada durante tres meses. Los pacientes que bebieron jugo de granada experimentaron una mejora del 17% en el flujo sanguíneo, en comparación con un empeoramiento del 18% en los pacientes que bebieron un placebo.

Cáncer

Un estudio preliminar publicado por *The American Association for Cancer Research* obtuvo resultados esperanzadores para los problemas de próstata. Un estudio realizado por la UCLA efectuó el seguimiento de 46 hombres que habían sido tratados

Investigación publicada, realizada por el Dr. Ignarro sobre la granada

"Pomegranate juice protects nitric oxide against oxidative destruction and enhances the biological actions of nitric oxide". Ignarro LJ, Byrns RE, Sumi D, de Nigris F, Napoli C. Nitric Oxide 15(2): 93-102, 2006.

La granada contiene antioxidantes capaces de proteger notablemente el óxido nítrico de la destrucción por los radicales libres, a la vez que aumenta determinadas acciones biológicas de esta sustancia, como la inhibición de la proliferación de las células del músculo liso vascular. Estas observaciones extraídas de las investigaciones respaldan las conclusiones de que la granada realiza una potente actividad antioxidante, que está asociada a los efectos anti-ateroscleróticos en humanos.

"Pomegranate juice helps promote healthy coronary endothelial cells by enhancing nitric oxide", de Nigris F, Williams-Ignarro S, Botti C, Sica V, Ignarro LJ, and Napoli C. Nitric Oxide. 15(3):259-63, 2006.

Al utilizar el jugo de granada como agente terapéutico, el Dr. Ignarro y sus colegas investigadores demostraron que es posible atenuar el desarrollo del daño vascular asociado a la disminución de la actividad del óxido nítrico. La protección antioxidante de la granada ayuda a disminuir la producción y liberación de radicales libres en la pared vascular y mejora la actividad biológica y antioxidante del óxido nítrico.

anteriormente por cáncer de próstata, con cirugía o por radiación. Después de beber ocho onzas de jugo de granada por día durante dos años, los participantes en esta investigación experimentaron una reducción significativa del tiempo de duplicación del PSA (antígeno prostático específico): desde 15 meses en el comienzo hasta 54 meses al final del estudio. El PSA es un marcador biológico del cáncer de próstata, y el menor tiempo de duplicación del PSA indicaría una desaceleración en la evolución de la enfermedad.

Açaí: otra extraordinaria superfruta

El açaí (ah-sah-EE) es el fruto pequeño, redondo y de color púrpura oscuro de una palmera sudamericana, que se ha convertido en la más reciente sensación en el reino de las superfrutas. La razón de su popularidad es simple: contiene varios compuestos antioxidantes diferentes beneficiosos para la salud, que incluyen el ácido oleico, el ácido palmítico, el ácido linoleico y los polifenoles.

El açaí fue originalmente un alimento de las culturas tradicionales de las selvas tropicales y se ha convertido en un importante suplemento. Contiene beta sitosterol, un esterol vegetal que compite con el colesterol alimentario por su absorción y, por ello, puede reducir los niveles de colesterol en sangre. Un estudio reciente determinó que el açaí contiene 19 aminoácidos, con niveles especialmente altos de ácido aspártico y ácido glutámico. Además, la densa pigmentación del açaí ha llevado a los científicos a realizar varios estudios experimentales de sus antocianinas, un grupo de polifenoles que le confieren el color profundo a las bayas.

Beneficios

Un estudio reciente demostró que el açaí contiene varios compuestos flavonoides beneficiosos. Las proantocianidinas, otro grupo de polifenoles de alto valor antioxidante, abundan en la pulpa y la cáscara de la fruta. El açaí es eficaz para eliminar el superóxido, que se cree que es el productor inicial de las especies más potentes de oxígeno reactivo, que son los compuestos que atacan las células. Esta característica lo convierte en un potente antioxidante y lo coloca en una poderosa primera línea de defensa contra el daño celular.

Beneficios de la granada

Disfunción eréctil

En un estudio piloto publicado en el *International Journal of Impotence Research* se examinaron 61 pacientes con disfunción eréctil leve a moderada. En comparación con los pacientes que recibieron un placebo, quienes bebieron ocho onzas de jugo de granada por día durante cuatro semanas tuvieron 50% más probabilidades de experimentar mejores erecciones.

Conexiones entre los nutrientes

- Arginina, citrulina
- Vitamina C, ácido alfa lipoico

Interacciones

En un estudio realizado por la Facultad de Medicina de la Universidad de Tufts y publicado en el *Journal of Clinical Pharmacology*, se observó que el jugo de granada no interactúa con los medicamentos administrados por vía oral o intravenosa, contrariamente a lo establecido en informaciones anteriores. En estudios anteriores se sugería erróneamente que el jugo de granada, como sucede con el jugo de pomelo, podría interferir en el metabolismo de los fármacos mediante la inhibición de una enzima que permite que el organismo transforme y elimine el fármaco.

Suplemento recomendado

- jugo: 8 a 10 onzas de jugo de granada puro por día;
- suplemento: extracto natural de polifenoles de la granada (estandarizado al 30% de punicalaginas) 1,000 mg por día.

Capítulo Dieciséis

Vitamina D

Datos importantes

- La deficiencia de vitamina D es un importante problema en la salud pública, que afecta a personas de todas las edades, tanto jóvenes como mayores.
- La mitad de los adultos de edad más avanzada de los Estados Unidos que sufrieron fractura de cadera tienen niveles insuficientes de vitamina D.
- Dos estudios han examinado los niveles reales de vitamina D en pacientes obesos. En uno de ellos se observaron niveles extraordinariamente bajos.
  Un estudio realizado en Carolina del Sur determinó que todos los pacientes obesos tenían niveles inferiores a 2.2 ng/ml (deficiente) mientras que todos los pacientes no obesos tenían niveles superiores a 8 ng/ml (normal).
- Los investigadores observaron que el 36% de los estudiantes de medicina y residentes hospitalarios jóvenes (personas que trabajan durante muchas horas y casi nunca ven la luz del día) tenían deficiencia de vitamina D al finalizar el invierno.

Se estima que mil millones de personas en todo el mundo presentan deficiencia de vitamina D. El organismo necesita entre 5 y 30 minutos de exposición al sol sin protección, dos veces por semana, para sintetizar la vitamina D que necesita a partir de los precursores químicos que se encuentran en la piel, lo cual dependerá del tipo de piel, la latitud en la que se encuentre la persona (y, por ende, la intensidad del sol), la presencia de nubes, la pantalla solar o la vestimenta, entre otros factores. La radiación UV del sol es un cancerígeno conocido y debería limitarse la exposición al sol; sin embargo, es igualmente poco saludable evitar la luz solar por completo. La vitamina D ha sido noticia habitualmente en los últimos años y por un buen motivo: parece que ofrece un rango sorprendente de beneficios importantes para la salud.

La vitamina D está formada por un grupo de prohormonas liposolubles, cuyas dos formas principales son la D2 (ergocalciferol) y la D3 (colecalciferol). Es consumida mediante alimentos que la contienen de manera natural o que están fortificadas con ella, y la piel la sintetiza cuando la persona se expone al sol.

En muchos alimentos, la vitamina D no está presente naturalmente en cantidades significativas. Entre las mejores fuentes de vitamina D se encuentran el salmón, el atún, la caballa y los aceites de hígado de pescado, mientras que el hígado vacuno, el queso y las yemas de huevo aportan pequeñas cantidades. Pero, en general, es necesaria la suplementación o la exposición regular al sol para evitar la deficiencia. Ésta puede presentarse también debido a enfermedades que eviten la absorción de la vitamina D. Se ha vinculado la deficiencia de vitamina D con el cáncer de colon, así como con una susceptibilidad aumentada a la presión alta, tuberculosis, esclerosis múltiple, trastorno mental y enfermedades autoinmunes.

Nuestras necesidades de vitamina D aumentan con la edad, aun cuando disminuya la capacidad de la piel de producirla y de los riñones de sintetizarla. Los factores mencionados aumentan la importancia del consumo de suplementos con vitamina D en las personas mayores.

Aplicaciones

- **Brinda efectos protectores contra varios tipos de cáncer.**
- **Promueve la formación y mineralización óseas.**
- **Reduce el riesgo de disfunción cardiovascular y ataques cardiacos.**
- **Respalda la actividad saludable del sistema inmunológico y reduce las infecciones.**

Beneficios de la vitamina D

Osteoporosis

La vitamina D contribuye a la absorción y utilización del calcio en el organismo, lo cual la convierte en un factor que participa en el desarrollo y mantenimiento de la masa ósea. El hueso sano es un sistema dinámico que se reemplaza constantemente, de modo que se necesitan niveles suficientes de vitamina D para un proceso óptimo de mineralización. Existen unos cuantos estudios sobre el efecto de los suplementos en la osteoporosis, los que separan los beneficios provenientes del calcio de los de la vitamina D, pero, como expresamos en el capítulo sobre síndrome osteoporósico osteoartrítico, cada vez es más evidente que la deficiencia de vitamina D es un factor que contribuye en gran medida al desarrollo de un sistema esquelético frágil y propenso a las fracturas.

Cáncer y salud del sistema inmunológico

La vitamina D parece tener un efecto protector contra ciertos tipos de cáncer. Un estudio realizado por el Instituto Internacional de Epidemiología de Rockville, Maryland, reveló que los pacientes con niveles más altos de ingesta de vitamina D presentaron los niveles más bajos de cáncer de colon, lo cual sugiere un posible efecto protector. Un estudio realizado por la Universidad de Edinburgo, Escocia, reveló la misma correlación entre niveles altos de vitamina D y un menor riesgo de padecer cáncer de colon. Otra investigación ha demostrado que los hombres con los niveles más elevados de vitamina D presentaban el menor riesgo de padecer cáncer de colon avanzado.

Otras investigaciones publicadas en el *Journal of the National Cancer Institute* sugieren que los niveles altos de vitamina D pueden disminuir el riesgo de padecer cáncer bucal o esofágico, cáncer de páncreas o leucemia. Una mayor ingesta de vitamina D puede reducir el riesgo de padecer cáncer de próstata, mama u ovario, de acuerdo a una reseña realizada en 2006 referida a las conclusiones de investigaciones sobre los vínculos entre la vitamina D y el cáncer, publicados en el *American Journal of Public Health.*

Enfermedad cardiovascular

Según lo informado por investigadores de la Facultad de Medicina de Harvard, la deficiencia de vitamina D está asociada a un aumento de la presión y los riesgos cardiovasculares. Se observaron durante cinco años los niveles de vitamina D, la presión y otros factores de riesgo cardiovascular en más de 1,700 pacientes con una edad promedio de 59 años. La conclusión: las personas con niveles más bajos de vitamina D tenían un riesgo 62% más alto de padecer una enfermedad cardiovascular o ataque cardiaco que aquellos con niveles normales de vitamina D. Otro estudio realizado en Harvard obtuvo los mismos resultados en mujeres jóvenes.

Un estudio realizado en 2009 por Johns Hopkins en adolescentes es un ejemplo de la estrecha correlación entre los niveles de vitamina D y el riesgo de padecer una enfermedad. En dicho estudio, los adolescentes con los niveles más bajos de vitamina D en sangre tenían un riesgo 400% mayor de presentar el síndrome metabólico, un riesgo 250% mayor de tener niveles peligrosamente altos de azúcar en sangre y más del doble de riesgo de presión alta que los adolescentes con los niveles más elevados de vitamina D. Todos ellos son factores para la aparición de enfermedades cardiovasculares en algún momento de la vida.

Obesidad

Un estudio realizado en 2009 por el Colegio Médico de Georgia reveló que, de los 650 adolescentes estudiados de entre 14 y 19 años de edad, aquellos con niveles plasmáticos más elevados de vitamina D presentaban los niveles más bajos de grasa corporal total y visceral, siendo la grasa abdominal la que está vinculada al colesterol alto y las enfermedades cardiacas. Además, otros estudios recientes han establecido un vínculo firme entre los niveles de vitamina D estacionales (basados en la exposición al sol y la duración del día) y la obesidad.

Salud cognitiva

En una investigación realizada por la Facultad de Medicina Peninsula de Exeter, la Universidad de Cambridge y la Universidad de Michigan, se demuestra una sólida relación inversa entre los niveles de vitamina D y el deterioro cognitivo relacionado con la edad. El estudio incluyó a más de 2,000 personas mayores de 64 años y se observó que aquellos que tuvieron los peores desempeños en las pruebas de memoria, atención y orientación en tiempo y espacio presentaban deficiencia de vitamina D. Este resultado respalda los de un estudio anterior que observó que los pacientes de más edad que presentaban alguna forma de demencia tenían niveles plasmáticos de vitamina D más bajos, en comparación con quienes presentaban niveles casi normales o más altos.

Artritis

Un trabajo realizado por la Universidad Johannes Gutenberg, de Maguncia, Alemania, observó que el 84.7% de los hombres y mujeres que se sometieron a un reemplazo total de cadera o rodilla debido a la discapacidad provocada por la osteoartritis presentaban deficiencia de vitamina D, lo cual reafirma el vínculo entre la baja densidad ósea (un resultado frecuente de la deficiencia de vitamina D) y la osteoartritis.

El Estudio sobre Salud Femenina de Iowa, donde se realizó el seguimiento de casi 30,000 mujeres de entre 55 y 69 años de edad durante 11 años, demostró una conexión aún más estrecha entre la vitamina D y la artritis. Durante el estudio, 152 mujeres presentaron artritis reumatoidea. Los investigadores observaron que las mujeres cuyas dietas eran más ricas en vitamina D tenían la menor incidencia de artritis reumatoidea.

Beneficios de la vitamina D

Infecciones

Investigadores de la Universidad de Colorado en Denver determinaron que la vitamina D proporciona una importante protección contra enfermedades comunes, como resfríos y gripe. En un estudio realizado en aproximadamente 19,000 adultos y adolescentes se observó que las personas con niveles promedio más bajos de vitamina D en sangre tenían un 40% más de probabilidades de haber tenido una infección respiratoria reciente, comparadas con aquellas que no tenían deficiencia de vitamina D.

Las conclusiones, publicadas en *Archives of Internal Medicine*, sugieren que la vitamina D puede ayudar, de alguna manera, al sistema inmunológico en su lucha contra las enfermedades virales comunes. Este hecho podría explicar, además, las conclusiones obtenidas hace unos cuantos años, que revelaron que los resfríos y la gripe no se diseminan tan rápido en las regiones de clima tropical, húmedo y caluroso, en los cuales la orientación de la Tierra hace que sus poblaciones estén más expuestas al sol.

Índice de mortalidad general

Un estudio realizado por Johns Hopkins a principios de 2009 demostró que los niveles altos de vitamina D reducen la mortalidad general por cualquier causa relacionada con la salud en un 26%, durante un período de ocho años. De modo que el riesgo de morir a causa de una enfermedad cardiaca, cáncer, accidente cerebrovascular, diabetes, insuficiencia renal y otras causas puede reducirse simplemente al agregar más "vitamina solar" a su dieta.

Conexiones entre los nutrientes

- Calcio
- Magnesio
- Vitamina B6
- Ácido fólico
- Vitamina B12

Interacciones

Los fármacos colestiramina, Dilantin y fenobarbital interfieren en la absorción o el metabolismo de la vitamina D.

Suplemento recomendado

Vitamina D3: 2,000 UI a 5,000 UI por día. Las evidencias obtenidas de las investigaciones podrían ampliar la dosis de vitamina D3 a 10,000 UI por día para determinados problemas de salud.

Capítulo Diecisiete

El simple valor de la salud

En resumen, la filosofía de *Salud es riqueza* es simple y positiva: usted tiene el control de su salud y longevidad. Esta idea se vio confirmada, entre muchos otros estudios, por el Estudio MacArthur de Envejecimiento Satisfactorio, que se extendió durante 25 años y demostró que la longevidad se basa en un 70% en las decisiones de estilo de vida, 25% en la genética y 5% en la suerte. De modo que, a menos que pertenezca a la pequeña minoría que hereda una enfermedad genética de sus padres, no se verá prisionero de problemas de salud hereditarios. Aun cuando su padre y abuelo hayan muerto a raíz de un ataque cardiaco a los 60 años, no está condenado a tener el mismo destino. Ese hecho aumenta su riesgo, pero representa una consecuencia *potencial* en su salud, no su destino. Usted puede controlar la expresión de sus genes y los cambios corporales con el tiempo, mediante las elecciones de estilo de vida que realice.

No es un secreto que en este libro fomentamos el consumo de suplementos como uno de los cambios positivos en el estilo de vida. La incorporación de nutrientes energéticos clave por medio de suplementos dietarios es una manera tan simple, rentable y potente de combatir el síndrome de depleción de nutrientes que no sorprende que, según el Consejo para la Nutrición Responsable, el 68% de los estadounidenses afirmen que toman suplementos dietarios durante todo el año. La pregunta es, ¿están tomando la combinación correcta de suplementos para su bienestar y riesgos de salud? Es una pregunta que usted y su médico deberían responder juntos. Si en la actualidad consulta a un médico u otro profesional de la salud que no esté de acuerdo con el concepto de consumo de suplementos nutricionales como un camino para lograr un mayor bienestar, entonces es hora de que busque a un profesional con una visión más progresista.

Como esperamos haber demostrado, una amplia cantidad de documentación científica concreta respalda la idea de que el consumo de suplementos puede superar las deficiencias nutricionales ocasionadas por nuestra dieta moderna, los métodos de cultivo y de producción de alimentos y nuestros estilos de vida estresantes. A medida que tenga en cuenta lo que hemos expresado en este libro y piense en comenzar su propio plan de consumo de suplementos o revisar su programa vigente, recomendamos que siga estos pasos:

1. Realice su propia investigación. Los médicos y dietistas no saben todo y, a veces, una investigación oportuna traerá a la luz datos o resultados que quizás su médico no conozca.
2. Examine su dieta. Lo que come, ¿le proporciona las cantidades suficientes de determinados nutrientes? ¿Cómo puede mejorar su dieta?
3. Hable con su médico sobre cualquier problema de salud que tenga en la actualidad o sobre sus factores de riesgo de padecer enfermedades en el futuro. Esto determinará las elecciones y las dosis de suplementos que tome.
4. Observe los medicamentos que está tomando en la actualidad y analice los posibles efectos adversos. Muchos medicamentos bloquean o inhiben la acción de los nutrientes en el organismo. Si no tiene en cuenta este hecho, está actuando a ciegas.
5. Tenga cuidado con el despliegue publicitario. Existen muchas personas sin autoridad que realizan afirmaciones descabelladas sobre los suplementos "naturales". Asegúrese de que las afirmaciones estén respaldadas por pruebas científicas concretas.

Recuerde que, a menos que esté tomando un suplemento para un problema de salud específico, como la diabetes tipo 2, probablemente no perciba la diferencia en forma inmediata, ni siquiera después de tomar un cóctel personalizado de nutrientes energéticos. Se debe a que nuestra estrategia de bienestar está diseñada para fomentar la curación y el funcionamiento óptimo de los sistemas del organismo a largo plazo, desde el metabolismo energético y el control del azúcar en sangre hasta la función cerebral y la salud cardiovascular. Es posible que no experimente una sensación repentina de energía ni se sienta extraordinariamente bien de la noche a la mañana. Ese no es el objetivo de la filosofía de *Salud es riqueza*. El objetivo es que mejore su salud y alcance una sensación de bienestar con el tiempo, de modo que aunque no note un cambio rotundo de energía de la noche a la mañana, es probable que en un año o más se sienta mejor, luzca mejor y, lo más importante, los resultados de su examen médico anual serán mejores.

Salud a prueba de recesión

Durante el tiempo que estuvimos trabajando en este libro, observamos caer más y más la economía mundial hasta un estado cercano al colapso. Por supuesto, este hecho no sólo afecta las viviendas, los empleos y las jubilaciones, sino también la salud, porque millones de personas pierden los beneficios de atención médica después del despido y muchos millones más se privan de consultar al médico y de gozar de otros tipos de servicios médicos porque simplemente no pueden pagarlos. Estamos viviendo una crisis de proporciones sin precedentes en el sistema de salud.

Sin embargo, como mencionamos anteriormente, puede lograr cierto control sobre los costos de atención médica en una época de caos económico, si es proactivo. La estrategia de *Salud es riqueza* se basa en hacerse cargo de su salud antes de que aparezca un problema importante, es decir, lo transforma en una persona "a prueba de enfermedades", en la medida de lo posible. De este modo, logrará prevenir muchas de las afecciones que obligan a las personas de escasos recursos a gastar el dinero que no tienen en atención médica o prescindir de ella y arriesgarse a experimentar una crisis de salud.

Asimismo, fomentamos el concepto "El simple valor de la salud", una guía para nuestro enfoque hacia el consumo de suplementos con nutrientes energéticos. Es evidente que garantizar un estado óptimo de salud durante los años y las décadas venideras está relacionado con sus elecciones integrales de estilo de vida; nada existe en forma aislada en el organismo. Por ello, no puede adoptar el régimen de consumo de suplementos con nutrientes energéticos si se resiste a hacer ejercicio, come alimentos chatarra y se expone al estrés a diario. Ningún nutriente, ni la vitamina D, ni los ácidos grasos omega 3, ni los antioxidantes, son suficientemente potentes para contrarrestar un estilo de vida deficiente. Entonces, si verdaderamente desea optimizar su bienestar y brindarse las mejores posibilidades de superar los 60, 70 años y más, sin experimentar los problemas de salud debilitantes que sufren tantos estadounidenses, debe cambiar su estilo de vida: cómo come, se ejercita, duerme, juega y enfrenta las presiones de la vida. Afortunadamente, existe una manera de hacerlo que no le haga sentir que lo envían a un campo militar. Y lo más importante hoy en día es que cuesta muy poco.

El simple valor de la salud

El concepto "El simple valor de la salud" está basado en cinco principios básicos que complementan perfectamente el programa de nutrientes energéticos que hemos analizado, a saber:

1. beber más agua;
2. comer alimentos frescos;
3. hacer ejercicio diariamente;
4. descansar más;
5. respirar profundamente cada día.

Así es. Lo que hace tan eficaz el enfoque "El simple valor de la salud" para las personas de cualquier origen y estado de salud es que *no lo priva de nada.* Eso es revolucionario. No le decimos que renuncie a un grupo de alimentos, ni que abandone los refrescos, etc. ¿Su salud mejoraría si dejara de comer hamburguesas en restaurantes de comida chatarra y optara por las ensaladas? Es probable. Pero una de las maneras más seguras de fracasar en el asesoramiento de las personas para que realicen cambios importantes en su estilo de vida es darles un sermón y mover el dedo con un gesto admonitorio. A nadie le gusta que le digan lo que hace mal. Es un camino seguro hacia el resentimiento y la falta de cooperación, aun cuando sea en su beneficio.

Por eso, "El simple valor de la salud" adopta un enfoque opuesto: agregar el buen valor de la salud a su vida cotidiana. No le pedimos que abandone nada, sólo que incorpore hábitos saludables. Con el tiempo, como el agregado de opciones beneficiosas a su rutina cotidiana le hará sentirse y verse más saludable, podrá decidir por sí mismo si deja los malos hábitos o las comidas poco saludables, pero será su decisión. Es la única manera de que el cambio real de estilo de vida sea duradero: cuando usted elige por sí mismo que dicho cambio se convierta en una prioridad. Entonces, mientras analiza cómo usar la información que hemos compartido con usted sobre los nutrientes, incorpore los cinco componentes de la sección "El simple valor de la salud" a su plan general para "vivir hasta los 100".

1. Beber más agua. El agua sigue siendo el mejor líquido que puede incorporar a su organismo. Además de evitar la deshidratación, beber agua tiene, por lo menos, dos beneficios importantes comprobados. Primero, si bebe agua antes de una comida se sentirá más satisfecho y comerá menos, lo cual convierte al agua en una excelente herramienta para perder y mantener el peso. El segundo beneficio también está relacionado con el peso corporal: beber agua fría aumenta el metabolismo, dado que se utiliza más energía para que el agua alcance la temperatura corporal. Además, beber suficiente agua mantiene los riñones purgados y trabajando adecuadamente, de modo que, aunque la prioridad sea estar hidratado, beber agua limpia y fría ofrece algunos beneficios adicionales.

2. Comer alimentos frescos. Esto quiere decir consumir más frutas y verduras frescas diariamente. "El simple valor de la salud " no implica sólo eliminar determinados alimentos de su dieta, sino agregar un bocadillo de zanahorias bebé cuando esté en su trabajo, echar unos cuantos arándanos por encima de su cereal matutino o comer unas uvas rojas y frescas como refrigerio cuando termine de ejercitarse. El plan general es incorporar a su alimentación todos los alimentos integrales y sin procesar posibles, al "hacer las compras en el perímetro" de la tienda de comestibles, mantenerse alejado de los pasillos centrales donde se ubican los alimentos procesados y elegir productos frescos, frutos secos, semillas, lácteos descremados, pescado y carne de ave.

Es mejor elegir productos orgánicos, y más si los cultiva en su propio jardín. Pero cualquiera sea la fuente, el objetivo sería incorporar entre 4 y 6 porciones de frutas o verduras a su dieta diaria, cuanto más variadas, mejor. Si se alimenta de esta manera, estará haciendo más que sólo incorporar nutrientes energéticos. Estará obteniendo la fibra y otros componentes adicionales de los alimentos integrales que ayudan a los nutrientes a funcionar mejor, además de incorporar fitoquímicos y otros compuestos cuya función todavía no comprendemos plenamente.

3. Hacer ejercicio diariamente. Hagamos las cuentas del resultado de incorporar un poco más de ejercicio cada día. En primer lugar, la pérdida de peso a corto y largo plazo se reduce a dos factores: comer menos y moverse más. Un estudio publicado en 2009 confirmó lo que los expertos en nutrición y pérdida de peso han sostenido durante años: se trata de las calorías, no de la clase de alimento que consuma. Ahora bien, el tipo de alimento afectará otros aspectos de su salud, como el nivel de colesterol y azúcar en sangre, pero si lo que intenta es bajar de peso hasta alcanzar un peso saludable, una caloría es una caloría.

Una caloría es simplemente una unidad de energía calórica, es la cantidad de energía necesaria para aumentar en un grado Celsius la temperatura de un centímetro cúbico de agua. La ingesta de alimentos que contengan suficiente energía para generar 3,500 calorías producirá una libra de grasa corporal almacenada si su cuerpo no gasta esas calorías como energía. De modo que si desea perder una libra de grasa tendrá que quemar 3,500 calorías más que las que consume. Supongamos que pesa 250 libras y odia hacer ejercicio, pero desea perder peso. No cambia su dieta en absoluto, pero comienza a caminar y entre la caminata de ida y la de vuelta a su trabajo, recorre una distancia total de dos millas. Si caminara a un paso promedio de 3 mph, quemaría aproximadamente 265 calorías extras por día.

Significa que si caminara cinco días por semana, desde y hacia su trabajo, y no cambiara *nada más* en su estilo de vida, perdería aproximadamente 19 libras al año siguiente. Sin realizar ningún otro cambio, en tres años esta estrategia simple de agregar un poco de movimiento a su rutina diaria le haría bajar 200 libras o, quizás, 190 (podría estancarse cuando se acerque a las 200 libras y perder menos peso). Y como la pérdida de peso fue gradual y ocurrió debido a un cambio de estilo de vida, es probable que desee mantenerse con este peso y bajar drásticamente su riesgo de padecer diabetes, enfermedades cardiacas y cáncer.

Entonces, ¿qué le parece ahora la idea de moverse un poco más cada día? ¿Piensa que podría caminar dos millas por día, subir las escaleras en lugar de tomar el ascensor o cuidar su jardín si ello significara una mejora sorprendente para su salud?

4. Descansar más. No se trata sólo de dormir, aunque bien podría ser el caso, dado que según la Fundación Nacional del Sueño, 700 millones de estadounidenses sufren de alguna suerte de trastorno del sueño. Hablamos, además, del descanso, ese período de inactividad mental en el cual estamos despiertos, pero nuestras mentes y sentidos descansan y no contestamos el teléfono celular ni leemos nuestros correos electrónicos. El sueño y el descanso son dos mecanismos extremadamente importantes para sobrellevar el estrés y, como ya hemos analizado, están íntimamente relacionados con la aparición de la depresión clínica.

La receta "El simple valor de la salud" para el descanso es muy sencilla: haga del sueño y del período de descanso sus prioridades. En nuestra cultura es muy frecuente que consideremos la falta de sueño como un acto heroico, como si privarnos de lo que reabastece nuestros cuerpos y mentes fuera algo de lo cual enorgullecerse. No lo es. Es una manera segura de obstaculizar nuestro rendimiento mental y exacerbar los efectos a largo plazo de las hormonas del estrés. En lugar de festejar el insomnio, recomendamos que cree sus propios rituales del sueño, en los cuales éste sea sagrado, con su propio espacio y su propia rutina previa. En cuanto al descanso, simplemente tómese 15 minutos en el día para la meditación tranquila, un paseo al aire libre o para soñar. Todas estas actividades permiten que el cerebro descanse, se reabastezca de los compuestos neuroquímicos y aumente su bienestar y concentración. Además, seguramente no van a perjudicar su presión.

5. Respirar profundamente cada día. Responda rápidamente: ¿cómo es su respiración en este momento? No somos conscientes de cómo respiramos en un momento dado en particular, pero la mayoría respiramos de manera superficial durante la mayor parte del día. La respiración superficial reduce los niveles de oxígeno del organismo, puede reducir los niveles de energía y aumentar la respuesta al estrés. Cuando respira de manera rápida y superficial, su organismo interpreta que está en progreso un hecho estresante y activa la respuesta de lucha o huida. Esta activación puede significar la liberación de cortisol y otras hormonas potentes que, con el tiempo, aumentan la presión, dañan las arterias y provocan las situaciones perjudiciales de las que ya hemos hablado.

La respiración profunda consciente es una de las mejores maneras de reducir los efectos del estrés y lograr una sensación inmediata de bienestar. Haga la prueba ahora y verá. La respiración es la única de las funciones del sistema nervioso autónomo sobre la cual podemos ejercer un control consciente y, al hacerlo, sentiremos un profundo efecto relajante. Cuando la respiración se desacelera y profundiza, la respuesta del organismo al estrés retrocede. La frecuencia cardiaca y la presión disminuyen. Todo se relaja. Por este motivo, la FDA aprobó los productos diseñados para reducir la presión, mediante los cuales se enseña a los pacientes a respirar profundamente de acuerdo a patrones respiratorios: funcionan.

Una estrategia potente

Imagine que combina los cinco pasos de "El simple valor de la salud" con el plan de consumo diario de suplementos de nutrientes energéticos. Estaría haciendo prácticamente todo lo posible por corregir cualquier deficiencia de nutrientes, optimizar su estado de salud actual y prevenir las enfermedades en el futuro. Además, poseería las mejores probabilidades de prevenir costos de atención médica enormes y de vivir plenamente durante mucho tiempo. Todo lo que hace falta es que tome la decisión.

Le dimos la información. Le dimos las explicaciones, los hechos y nuestros mejores consejos. El resto depende de usted. La salud es verdaderamente una riqueza en más sentidos que el estrictamente financiero y, cualesquiera sean las elecciones que haga, le deseamos riqueza.

Notas finales

Capítulo 4

Kenchaiah, Satish M.D., Evans, Jane C. D.Sc., Levy, Daniel M.D., Wilson, Peter W.F. M.D., Benjamin, Emelia J. M.D., Larson, Martin G. S.D., Kannel, William B. M.D., M.P.H., and Vasan, Ramachandran S. M.D. Obesity and the Risk of Heart Failure *New England Journal of Medicine* Volume 347:305-313, August 1, 2002, Number 5.

Natori, Shunsuke, Lai, Shenghan, Finn, J. Paul, Gomes, Antoinette S., Hundley, W. Gregory, Jerosch-Herold, Michael, Pearson, Gregory, Sinha, Shantanu, Arai, Andrew, Lima, Joao A. C. and Bluemke, David A. Cardiovascular Function in Multi-Ethnic Study of Atherosclerosis: Normal Values by Age, Sex, and Ethnicity. *American Journal of Roentgenology* 2006; 186:S357-S365.

Selvin, Elizabeth , Coresh, Josef, Golden, Sherita H., Brancati, Frederick L., Folsom, Aaron R. and Steffes, Michael W. High Blood Sugar Levels a Risk Factor for Heart Disease Diabetics and Non-Diabetics at Increased Risk, *John Hopkins/Bloomberg School of Public Health Dept. of Epidemiology* September 13, 2005.

Furberg, Curt D. Treatment of Hypertension: A Failing Report Card. *American Journal of Hypertension* (2009); 22, 1, 1–2.

Capítulo 5

National Center for Research Resources (NCRR). Study of Depression, Peptides, and Steroids in Cushing's Syndrome. *ClinicalTrials*.gov Identifier NCT00004334.

Mezzich, J.E., Peralta, V., Cuesta, M.J. Sleeplessness and Paranoid Thinking. *World Psychiatry. Official Journal of the WPA* Volume 6, Number 2, June 2007.

Tasali, Esra and Penev, Plamen (University of Chicago) and Spiegel, Karine (Universite Libre de Bruxelles, Belgium). The National Institutes of Health, the European Sleep Research Society, the Belgian Fonds de la Recherche Scientifique Medicale, the University of Chicago Diabetes Research and Training Grant and the University of Chicago Clinical Research Center funded this study. Sleep loss boosts appetite, may encourage weight gain. December 6, 2004.

Ohayon, Maurice M., and Roth, Thomas. Place of chronic insomnia in the course of depressive and anxiety disorders. *Journal of Psychiatric Research* 2003; Vol. 37: pages 9-15.

Docherty, John. Chromium picolinate may reduce depression symptoms. *Nutraingredients-usa.com* 03-Jun-2004.

Naftalin, Richard, Afzal, Iram, Cunningham, Philip, Ross, Clare, Salleh, Naguib and Milligan, Staurt. Interactions of testosterone, androstenedione, green tea catechins and the anti-androgen Flutamide with the external glucose binding site of the human glucose transporter, *GLUT1*. University of College London (2003), J Physiol 547P, C133.

Capítulo 6

Nevitt, Michael C. Department of Epidemiology and Biostatistics, University of California, San Francisco. Obesity Outcomes in Disease Management: Clinical Outcomes for Osteoarthritis, *Obesity Research* (2002) 10, 33S–37S.

Hart, D, Spector, T, Egger, P, Coggon, D and Cooper, C. Defining osteoarthritis of the hand for epidemiological studies: the Chingford Study. *Ann Rheum Dis* 1994 April; 53(4): 220–223.

Ragovin, Helene. The Possible Adventures of Super D. Tufts University Vitamin Research Department 2009. *Tufts Nutrition* Fall 2008.

Glowacki, Julie PhD, Hurwitz, Shelley PhD, Thornhill, Thomas S. MD, Kelly, Michael BA and LeBoff , Meryl S. MD. Osteoporosis and Vitamin-D Deficiency Among Postmenopausal Women with Osteoarthritis Undergoing Total Hip Arthroplasty. *The Journal of Bone and Joint Surgery* (American) 85:2371-2377 (2003).

McAlindon, Timothy E. DM; Felson, David T. MD; Zhang, Yuqing DSc; Hannan, Marian T. DSc; Aliabadi, Piran MD; Weissman, Barbara MD; Rush, David MD; Wilson, Peter W.F. MD; and Jacques, Paul ScD. Relation of Dietary Intake and Serum Levels of Vitamin D to Progression of Osteoarthritis of the Knee among Participants in the Framingham Study. *Annals of Internal Medicine* 1 September 1996 Volume 125 Number 5.

Dr. James Dowd. *The Vitamin D Cure.* New Jersey: Wiley Publications, 2009

Capítulo 7

Berkson, Burton M. MD, MS, PhD. Alpha Lipoic Acid and Liver Disease. *Douglas Laboratories NutriNews* Vol 4, No.2, 1996.

Hager K, Marahrens A, Kenklies M, Riederer P, Munch G. Alpha-Lipoic Acid as a New Treatment Option for Azheimer Type Dementia. *Arch Gerontol Geriatr* 2001 Jun; 32 (3): 275-282.

Larsen, Hans R. MSc ChE. Alpha-Lipoic Acid: The Universal Antioxidant. *International Health News* ISSN 1203-1933.

Campochiaro, Peter et al. Scientists slow vision loss with vitamin E, alpha-lipoic acid and other antioxidant chemicals. *Medical Research News* 24. July 2006 06:56.

Capítulo 8

Dawson, Beryl APD; Favaloro, Emmanuel J. PhD. High Rate of Deficiency in the Amino Acids Tryptophan and Histidine in People with Wounds: Implication for Nutrient Targeting in Wound Management-A Pilot Study. *Advances in Skin & Wound Care* February 2009 - Volume 22 - Issue 2 - pp 79-82.

Zhang ,Cheng, Gao, Kim Sung-Jin. Taurine Induces Anti-Anxiety by Activating Strychnine-Sensitive Glycine Receptor in vivo. *Annals of Nutrition and Metabolism* Vol. 51, No. 4, 2007.

Jobgen, Wenjuan, Meininger, Cynthia J., Jobgen, Scott C., Li, Peng, Lee, Mi-Jeong, Smith, Stephen B., Spencer, Thomas E., Fried, Susan K. and Wu, Guoyao. Dietary L-Arginine Supplementation Reduces White Fat Gain and Enhances Skeletal Muscle and Brown Fat Masses in Diet-Induced Obese Rats1–3. *Journal of Nutrition* Vol. 139, No. 2, 230-237, February 2009.

Capítulo 9

Erlund, Iris, Koli, Raika, Alfthan, Georg, Marniemi, Jukka, Puukka, Pauli, Mustonen, Pirjo, Mattila, Pirjo and Jula, Antti. Favorable effects of berry consumption on platelet function, blood pressure, and HDL cholesterol. *American Journal of Clinical Nutrition* Vol. 87, No. 2, 323-331, February 2008.

Hana, Sung Nim, Meydania, Mohsen, Wua, Dayong, Benderb, Bradley S., Smitha, Donald E., Viñac, José, Caod, Guohua, Priora, Ronald L. and Meydania, Simin Nikbin. Effect of Long-term Dietary Antioxidant Supplementation on Influenza Virus Infection. *The Journals of Gerontology Series A: Biological Sciences and Medical Sciences* 55:B496-B503 (2000).

Nurk, Eha, Refsum, Helga, Drevon, Christian A., Tell, Grethe S., Nygaard, Harald A., Engedal, Knut and Smith, A. David. Intake of Flavonoid-Rich Wine, Tea, and Chocolate by Elderly Men and Women Is Associated with Better Cognitive Test Performance1–3. *Journal of Nutrition* Vol. 139, No. 1, 120-127, January 2009.

Karatzi, Kalliopi PhD, Papamichael, Christos MD, Karatzis, Emmanouil MD, Papaioannou, Theodore G. PhD, Voidonikola, Paraskevi Th.MD, Vamvakou, Giorgia, D. MD, Lekakis, John MD and Zampelas, Antonis PhD. Postprandial Improvement of Endothelial Function by Red Wine and Olive Oil Antioxidants: A Synergistic Effect of Components of the Mediterranean Diet. *Journal of the American College of Nutrition* Vol. 27, No. 4, 448-453 (2008).

Capítulo 10

Anton, S.D., Morrison, C.D., Cefalu, W.T., Martin, C.K., Coulon, S., Geiselman, P., Han, H., White, C.L., Williamson, D.A. Effects of Chromium Picolinate on Food Intake and Satiety. *Diabetes Technology & Therapeutics* October 2008, Volume 10, Issue 5, Pages 405-412.

Anderson, Richard A. PhD, FACN. Chromium, Glucose Intolerance and Diabetes. *Journal of the American College of Nutrition* Vol. 17, No. 6, 548-555 (1998).

Anderson, R. A. Effects of Chromium on Body Composition and Weight Loss. *Nutrition Review* 1998 Sep, Vol 56; Number 9, pages 266-270.

Kaatsa, Gilbert R., Blumb, Kenneth, Fisherc, Jeffrey A. and Adelman, Jack A. Effects of chromium picolinate supplementation on body composition: a randomized, double-masked, placebo-controlled study. *Current Therapeutic Research* Volume 57, Issue 10, 1996, pages 747-756.

Capítulo 11

Morre, DM, Kern, D, et al. Supplementation with CoQ10 lowers age-related (ar) NOX levels in healthy subjects. *Biofactors* 2008; 32(1-4): 221-30.

Gardiner, Paula, Woods, Charles and Kemper, Kathi J. Dietary supplement use among health care professionals enrolled in an online curriculum on herbs and dietary supplements. *BMC Complementary and Alternative Medicine* 2007; 7: 21.

Berman, Marius M.D., Erman, Arie Ph.D., Ben-Gal, Tuvia M.D., Dvir, Dan M.D., Georghiou, Georgios P. M.D., Stamler, Alon M.D., Vered, Yaffa Ph.D., Vidne, Bernardo A. M.D., Aravot, Dan M.D. Clinical Investigation Coenzyme Q10 in patients with end-stage heart failure awaiting cardiac transplantation: A randomized, placebo-controlled study. *Clinical Cardiol* Volume 27 Issue 5, pages 295-299.

Baggioc, E., Gandinic, R., Plancherc, A.C., Passeric, M. and Carmosino, G. Italian multicenter study on the safety and efficacy of coenzyme Q10 as adjunctive therapy in heart failure. *Molecular Aspects of Medicine* Volume 15, Supplement 1, 1994, Pages s287-s294.

Molyneux, Sarah L. PhD, Florkowski, Christopher M. MD, George, Peter M. MB, BS, Pilbrow, Anna P. PhD, Frampton, Christopher M. PhD, Lever, Michael PhD and Richards, A. Mark MD, PhD. Coenzyme Q10: An Independent Predictor of Mortality in Chronic Heart Failure. *J Am Coll Cardiol* 2008 Oct 28; 52(18), 1435-1441.

Teran, Enrique, MD, PhD. Coenzyme Q10 Supplementation and Development of Preeclampsia. *ClinicalTrials.gov* Identifier: NCT00300937.

Sena, C., Nunes, E., Gomes, A., Santos, M., Proença, T., Martins, M., Seiça, R. Supplementation of coenzyme Q10 and α-tocopherol lowers glycated hemoglobin level and lipid peroxidation in pancreas of diabetic rats. *Nutrition Research* Volume 28, Issue 2, 113-121.

Capítulo 12

Columbia University. The Effect of Omega-3 Polyunsaturated Fatty Acids in Congestive Heart Failure. *ClinicalTrials.gov.* Identifier: NCT00944229.

Shah, Keyur B.; Duda, Monika K.; O'Shea, Karen M.; Sparagna, Genevieve C.; Chess, David J.; Khairallah, Ramzi J.; Robillard-Frayne, Isabelle; Xu, Wenhong; Murphy, Robert C.; Des Rosiers, Christine; Stanley, William C. The Cardioprotective Effects of Fish Oil During Pressure Overload Are Blocked by High Fat Intake. Role of Cardiac Phospholipid Remodeling. *Hypertension* 2009; 54: 605-611.

Liang, Bin, Wang, Shan, Ye, Ying-Jiang, Yang, Xiao-Dong, Wang, You-Li, Qu, Jun, Xie, Qi-Wei and Yin, Mu-Jun. Impact of postoperative omega-3 fatty acid-supplemented parenteral nutrition on clinical outcomes and immunomodulations in colorectal cancer patients. *World J Gastroenterol* 2008 April 21; 14(15): 2434-2439.

Valdivielso, Pedro, Rioja, José, García-Arias, Carlota, Sánchez-Chaparro, Miguel Angel, and González-Santos, Pedro. Omega 3 fatty acids induce a marked reduction of apolipoprotein B48 when added to fluvastatin in patients with type 2 diabetes and mixed hyperlipidemia: a preliminary report. *Cardiovascular Diabetology* 2009, 8:1.

Gonzalez-Periz, A., Horrillo,R., Ferre, N., Gronert, K., Dong, B., Moran-Salvador, Titos, E., Martinez-Clemente, E. M., Lopez-Parra, M., Arroyo, V., Claria, J. Obesity-induced insulin resistance and hepatic steatosis are alleviated by -3 fatty acids: a role for resolvins and protectins. *FASEB Journal* 2009:23: 1946-1957.

Peoples, Gregory E PhD; McLennan, Peter L PhD; Howe, Peter R C PhD; Groeller, Herbert PhD. Fish Oil Reduces Heart Rate and Oxygen Consumption During Exercise. *Journal of Cardiovascular Pharmacology* December 2008 - Volume 52 - Issue 6 - pages 540-547.

Brox, J, Bjørnstad, E, Olaussen, K, Østerud, B, Almdahl, S and Løchen, M L. Blood lipids, fatty acids, diet and lifestyle parameters in adolescents from a region in northern Norway with a high mortality from coronary heart disease. *EJCN (European Journal of Clinical Nutrition)* July 2002, Volume 56, Number 7, pages 694-700.

Donaghue Medical Research Foundation. Effects of Omega-3 Fatty Acids on Bone and Frailty. *ClinicalTrials.gov* Identifier: NCT00634686.

Logan, Alan C. Omega-3 fatty acids and major depression: A primer for the mental health professional. *Lipids in Health and Disease* 2004, 3:25.

Conklin, Dr. Sarah. Omega 3 Fatty Acids Influence Mood, Impulsivity And Personality, Study Indicates. University of Pittsburgh Medical Center (2006, March 4).

Marangell, Lauren B. M.D., Martinez, James M. M.D., Zboyan, Holly A. B.A., Kertz, Barbara M.A., Seung Kim, H. Florence M.D., and J. Puryear, Lucy M.D. A Double-Blind,

Placebo-Controlled Study of the Omega-3 Fatty Acid Docosahexaenoic Acid in the Treatment of Major Depression. *Am J Psychiatry* 160:996-998, May 2003.

S. Jazayeri, M. Tehrani-Doost; S.A. Keshavarz, M. Hosseini, A. Djazayery, H. Amini, M. Jalali, M. Peet . Comparison of therapeutic effects of omega-3 fatty acid eicosapentaenoic acid and fluoxetine, separately and in combination, in major depressive disorder. Australian and *New Zealand Journal of Psychiatry* Volume 42, Issue 3, pages 192-198.

Richardson AJ, and Puri BK. The potential role of fatty acids in attention-deficit/hyperactivity disorder. *Prostaglandins, Leukotrienes and Essential Fatty Acids* Volume 63, Issues 1-2, July 2000: pages 79-87.

Capítulo 13

Clegg, D, et al. Glucosamine, Chondroitin Sulfate, and the Two in Combination for Painful Knee Osteoarthritis. *New England Journal of Medicine* 2006; 354:795-808.

Capítulo 14

Kuriyama S, Shimazu T, Ohmori K, Kikuchi N, Nakaya N, Nishino Y, Tsubono Y, Tsuji I. Green tea consumption and mortality due to cardiovascular disease, cancer, and all causes in Japan: the Ohsaki study. *JAMA* 2006 Sep 13; 296(10):1255-65.

Sumpio, Bauer MD. Green Tea and the "Asian Paradox". *Journal of the American College of Surgeons* 202: 813-825 (May 2006).

Bettuzzi S, Brausi M, Rizzi F, Castagnetti G, Peracchia G, Corti A. Chemoprevention of human prostate cancer by oral administration of green tea catechins in volunteers with high-grade prostate intraepithelial neoplasia: a preliminary report from a one-year proof-of-principle study. *Cancer Res* 2006; 66(2):1234-40.

Borrelli F, Capasso R, Russo A, Ernst E. Systematic review: green tea and gastrointestinal cancer risk. *Aliment Pharmacol Ther* Mar 1, 2004;19(5):497-510.

Fukino Y, Ikeda A, Maruyama K, Aoki N, Okubo T, Iso H. Randomized controlled trial for an effect of green tea-extract powder supplementation on glucose abnormalities. *Eur J Clin Nutr* 2007 June.

Gross G, Meyer KG, Pres H, Thielert C, Tawfik H, Mescheder A. A randomized, double-blind, four-arm parallel-group, placebo-controlled Phase II/III study to investigate the clinical efficacy of two galenic formulations of Polyphenon(R) E in the treatment of external genital warts. *J Eur Acad Dermatol Venereol* 2007; 21(10):1404-12.

Hudson, Tori. Green tea enhances survival of ovarian cancer patients. *Townsend Letter for Doctors and Patients*, Dec, 2005.

Binns C, et al. Green tea consumption enhances survival of epithelial ovarian cancer patients. *Asia Pac J Clin Nutr* 2004; 12(Suppl):S116.

Imai K, Nakachi K. Cross sectional study of effects of drinking green tea on cardiovascular and liver diseases. *BMJ* 1995 Mar 18; 310(6981):693-6.

Zhang XG, Xu P, Liu Q, Yu CH, Zhang Y, Chen SH, Li YM. Effect of tea polyphenol on cytokine gene expression in rats with alcoholic liver disease. *Hepatobiliary Pancreat Dis Int* 2006 May; 5(2):268-72.

Wang, H, Wen Y, Yan X, Guo, H, Rycroft, JA, Boon N, Kovacs, EM, Mela, DJ. Effects of catechin enriched green tea on body composition. *Obesity* (Silver Spring) 2009 Aug 13.

Boon, Niels Dr. Green Tea Promotes Weight Loss, New Research Finds. *Medical News Today*. 10 Sep 2009.

Maki, Kevin C., Reeves, Matthew S., Farmer, Mildred, Yasunaga, Koichi, Matsuo, Noboru, Katsuragi, Yoshihisa, Komikado, Masanori, Tokimitsu, Ichiro, Wilder, Donna, Jones, Franz, Blumberg, Jeffrey B. and Cartwright, Yolanda. Green Tea Catechin Consumption Enhances Exercise-Induced Abdominal Fat Loss in Overweight and Obese Adults. *Journal of Nutrition* Vol. 139, No. 2, 264-270, February 2009.

Rueff, José, Gaspar, Jorge and Laires, António. Structural requirements for mutagenicity of flavonoids upon nitrosation. A structure—activity study. *Mutagenesis* vol. 10 no. 4 pp. 325-328, 1995.

Capítulo 15

Rabbani, Ramin and Topol, Eric J. Strategies to achieve coronary arterial plaque stabilization. *Cardiovascular Research* 1999 41(2):402-417.

Sumner, M., Elliott-Eller, M., Weidner, G., Daubenmier, J., Chew, M., Marlin, R., Raisin, C., Ornish, D. Effects of Pomegranate Juice Consumption on Myocardial Perfusion in Patients with Coronary Heart Disease. *The American Journal of Cardiology* Volume 96, Issue 6, Pages 810-814.

Ignarro, LJ, Byrns, Re, Sumi, D, de Nigris, F, Napoli, C. Pomegranate juice protects nitric oxide against oxidative destruction and enhances the biological actions of nitric oxide. *Nitric Oxide* 2006 Sep; 15(2): 93-102.

Capítulo 16

Fish, E., Beverstein, G., Olson, D., Reinhardt, S., Garren, M., Gould, J. QS82. Vitamin D Status of Morbidly Obese Bariatric Surgery Patients. *Journal of Surgical Research* Volume 144, Issue 2, Pages 301-301.

Holick, Michael F. M.D., Ph.D. Vitamin D Deficiency. *N Engl J Med* 2007; 357: 266-81.

Lipworth, L., Rossi, M., McLaughlin, J. K., Negri, E., Talamini, R., Levi, F., Franceschi, S. and La Vecchia, C. Dietary vitamin D and cancers of the oral cavity and esophagus. *Annals of Oncology* 2009 20(9):1576-1581.

Chlebowski, Rowan T., Johnson, Karen C., Kooperberg, Charles, Pettinger, Mary, Wactawski-Wende, Jean, Rohan, Tom, Rossouw, Jacques, Lane, Dorothy, O'Sullivan, Mary Jo , Yasmeen, Shagufta, Hiatt, Robert A., Shikany, James M., Vitolins, Mara, Khandekar, Janu, Hubbell, F. Allan for the Women's Health. Calcium Plus Vitamin D Supplementation and the Risk of Breast Cancer. *JNCI Journal of the National Cancer Institute* 2008; 100(22): 1581-1591.

Prepared by the editors at Harvard Health Publications in consultation with Meir J. Stampfer, M.D., Dr.P.H., Professor of Epidemiology and Nutrition, Harvard School of Public Health. *Vitamins and Minerals: What you need to know, a Special Health Report from Harvard Medical School,* Copyright © 2008 by Harvard University.

Theodoratou, E, Farrington, SM, Tenesa, A, McNeill, G, Cetnarskyj, R, Barnetson, RA, Porteous, ME, Dunlop, MG, Campbell, H. Modification of the inverse association between dietary vitamin D intake and colorectal cancer risk by a Fokl variant supports a chemoprotective action of Vitamin D intake mediated through VDR binding. *Int J Cancer* 2008; 123(9):2170-9.

American Heart Association (2009, March 18). Low Vitamin D Levels Associated With Several Risk Factors In Teenagers. *Science Daily.*

Reis, JP, von Muhlen, D, Miller, III ER, et al. Vitamin D status and cardiovascular disease risk factors in the us adolescent population. *AHA 49th Annual Conference on Cardiovascular Disease Epidemiology and Prevention;* March 11, 2009; Palm Harbor, FL. Poster P54.

Saintonge, S, Bang, H, Vogiatzi, MG, et al. Is the relevance of vitamin D deficiency increasing? Data from the National Health and Nutrition Examination Survey: 1988-1994 and 2001-2006. *AHA 49th Annual Conference on Cardiovascular Disease Epidemiology and Prevention*; March 11, 2009; Palm Harbor, FL. Abstract 9.

Medical College of Georgia. Vitamin D Supplement Study for Adolescents (VIP). *ClinicalTrials.gov* Identifier: NCT00909454.

Hilliard, Jennifer. Not enough vitamin D in the diet could mean too much fat on adolescents. *Medical College of Georgia News.* - 2009 March 12

The Peninsula College of Medicine and Dentistry(2009, January 24). Low Levels Of Vitamin D Link To Cognitive Problems In Older People. *Science Daily.*

Breijawi, N., Eckardt, A., Pitton, M.B., Hoelzl, A.J., Giesa, M., von Stechow, D., Haid, F., Drees, P. Bone Mineral Density and Vitamin D Status in Female and Male Patients with Osteoarthritis of the Knee or Hip. *European Surgical Research* 2009; 42(1): 1-10.

Merlino LA, Curtis J, Mikuls TR, Cerhan JR, Criswell LA, Saag KG; Iowa Women's Health Study. Vitamin D intake is inversely associated with rheumatoid arthritis: results from the Iowa Women's Health Study. *Arthritis Rheum* 2006 Nov; 54(11):3719-20.

The University of Colorado Denver School of Medicine. Vitamin D deficiency may increase risk of colds, flu. Published: Monday, February 23, 2009 - 17:11 in *Health & Medicine.*

Melamed, Michal L., MD, MHS, Michos, Erin D. MD, Post, Wendy MD, MS and Astor, Brad PhD. 25-hydroxyl Vitamin D Levels and the Risk of Mortality in the General Population. *Arch Intern Med* 2008 August 11; 168(15): 1629–1637.

Kubzansky, LD, Berkman, LF, Glass, TA and Seeman, TE. Is educational attainment associated with shared determinants of health in the elderly? Findings from the MacArthur Studies of Successful Aging. *Psychosomatic Medicine* Vol 60, Issue 5 578-585.

Diets That Reduce Calories Lead to Weight Loss, Regardless of Carbohydrate, Protein or Fat Content. Long-Term Study Shows That Attending Counselling Sessions Also Key to Promoting Weight Loss. *Harvard School of Public Health 2009* Releases Wednesday, February 25, 2009.

Agradecimientos

La colaboración de muchas personas permitió dar vida a un concepto y un libro como *Salud es riqueza.* Nos gustaría expresarles a todas y a cada una de las personas que formaron parte de la elaboración de este libro nuestras humildes y sinceras "¡Gracias!"

Agradecemos, también, a los lectores de este libro que creen que *"la salud se trata realmente del cuidado personal"* y a quienes están dispuestos a ayudarnos a compartir nuestro mensaje de bienestar con sus familias, amigos y compañeros de trabajo. Escribimos *Salud es riqueza* con el propósito de conferir a nuestros lectores el poder para hacerse cargo de su propio bienestar y efectuar un cambio positivo y duradero en su calidad de vida.

Nuestro más sincero agradecimiento a:

Nuestras familias y amigos, por su amor y apoyo constantes a lo largo del proceso de elaboración del libro.

Nuestro amigo y socio comercial, Dave Brubaker, cuyo espíritu emprendedor y visión para los negocios nos guió hacia nuestro éxito.

Nuestro equipo de producción del libro: Maryanna Young, Terapeuta en Valoración Personal, por su amistad, liderazgo y gestión del proyecto; Shannon Tracy, por su colaboración en las investigaciones; Amy Meyer, por su apoyo constante y esfuerzo extra "en los tramos finales"; Kelly Antonczak, por su atención al detalle; Brook Dryden, por su gestión financiera; Cari Campbell y Fuel3 Advertising, por el diseño de tapa; Tim Vandehey, por su enorme paciencia y habilidad como relator de cuentos; Nick y Betsy Zelinger y NZ Graphics, por la edición y el diseño interno; Lloyd Jassin, por la asesoría legal y dirección; Peggy Jordan y el equipo de Working Words Copywriting, por la corrección del texto y la minuciosidad; y Stephen Watts, Denny Hooten, Jay Brubaker, Don Brown, Joel Margulies y Margaret McGinnis, por ayudarnos a darle forma a nuestro mensaje.

Además, queremos agradecer especialmente a toda la familia de Herbalife: a su Director Ejecutivo, Michael O. Johnson, y a su sobresaliente Equipo Ejecutivo, y a nuestros colegas de la Junta Asesora Científica de Herbalife, los doctores David Heber, Steve Henig y Luigi Gratton, por su apoyo a nuestro mensaje de *Salud es riqueza.*

DIFUNDA EL BIENESTAR

Los libros "Salud es riqueza" se ofrecen con descuentos por cantidad en caso de pedidos de 10 o más copias. Se aplicarán otros descuentos por volumen en el caso de cantidades de 100, 500 ó 1000.

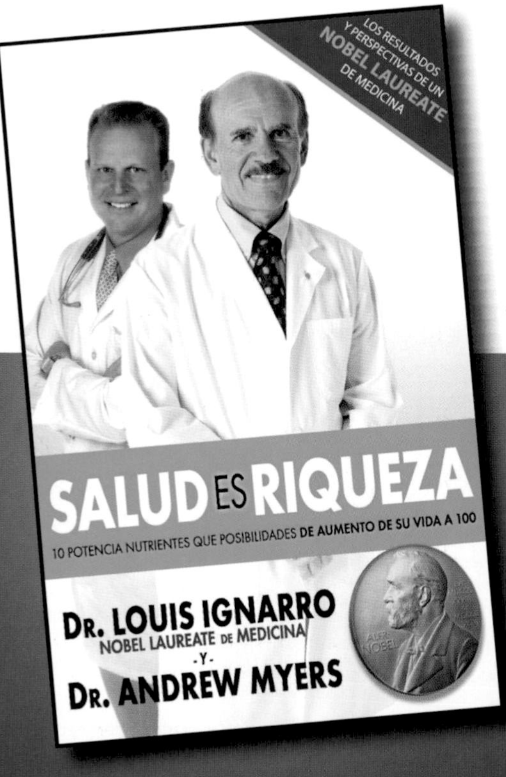

ISBN 978-0-9790229-2-0
Precio de venta al público $18.95 US | $21.95 CAN

Para obtener más información sobre nuestros descuentos en casos de pedidos de 10 o más copias para particulares, empresas, uso académico, asociaciones u organizaciones, llame al 1-800-817-0018.

Para obtener más información sobre nuestro programa de descuentos para revendedores, comuníquese con nuestro Departamento de Ventas

De los autores de

SALUD ES RIQUEZA

OTRAS DOS MAGNÍFICAS ELECCIONES EDUCATIVAS PARA MEJORAR SU SALUD Y BIENESTAR

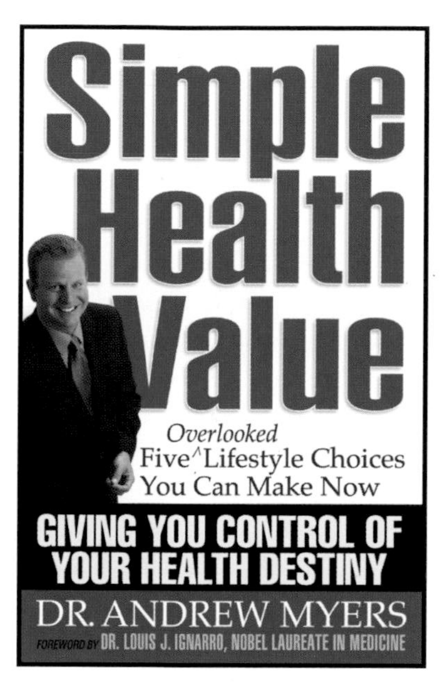

ISBN 978-0-9790229-0-6
Precio de venta al público
$14.95 US I $17.95 CAN

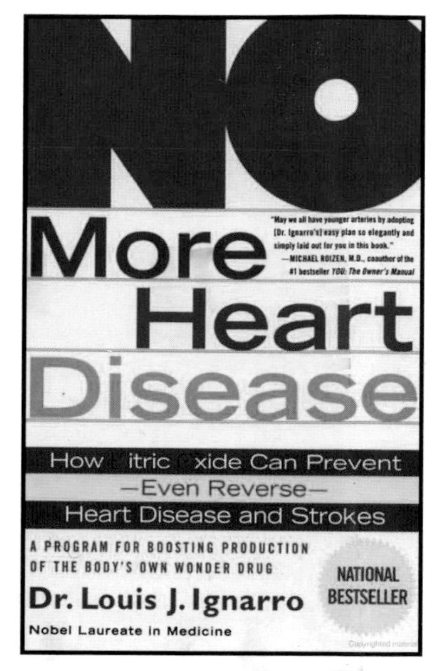

ISBN 0-312-3358-2-2
Precio de venta al público
$13.95 US I $18.95 CAN

Sobre **No más infartos,** Michael Roizen, MD, coautor del número uno en ventas *"TÚ:* manual del usuario" opina: ***"Todos podemos tener las arterias de un joven si adoptamos el sencillo plan [del Dr. Ignarro] que ha desarrollado en este libro de manera tan clara y elegante".***

Sobre **"Simple Health Value"**, Bill Sears, MD y pediatra estadounidense, opina: ***"Un libro de lectura obligatoria y muy recomendado. Independientemente de las actividades que desarrolle para mejorar su salud, este libro lo ayudará a sentirse y verse en óptimo estado".***

Para obtener más información sobre nuestros descuentos en casos de pedidos de 10 o más copias para particulares, empresas, uso académico, asociaciones u organizaciones, llame al 1-800-817-0018.

Para obtener más información sobre nuestro programa de descuentos para revendedores, comuníquese con nuestro Departamento de Ventas Especiales: ameyer@nutragenetics.net

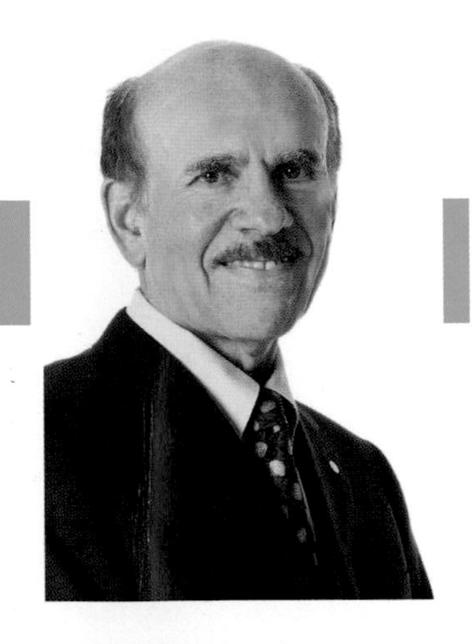

El DR. IGNARRO fue galardonado con el Premio Nobel de Medicina en 1998 por sus hallazgos referentes al óxido nítrico. La investigación del Dr. Ignarro sobre el óxido nítrico y la salud cardiovascular se ha designado "uno de los mayores hallazgos en salud humana". El Dr. Ignarro es farmacólogo investigador y profesor distinguido de Farmacología en la Facultad de Medicina de la Universidad de California en Los Ángeles (UCLA). Asimismo, es autor del libro éxito de ventas, ***NO más infartos.***

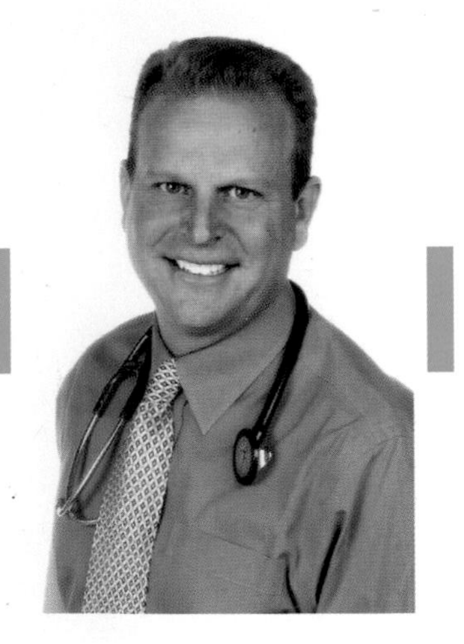

El DR. MYERS es un médico naturópata especializado en salud nutricional y preventiva. Cuenta con casi 20 años de experiencia en el campo de la medicina natural, que incluye atención al paciente, investigación clínica, oratoria profesional y desarrollo de productos. Asimismo, es Presidente y Director Científico de NutraGenetics, una compañía de desarrollo de productos con presencia mundial fundada por el Premio Nobel Dr. Louis Ignarro, y también es autor de ***Simple Health Value.***